P. R. Zellner (Hrsg.)

Fibrinklebung in der Verbrennungschirurgie – Plastischen Chirurgie

Springer-Verlag
Berlin Heidelberg New York
London Paris Tokyo

Prof. Dr. Dr. med. P. R. Zellner
BG-Unfallklinik Ludwigshafen
Ludwig-Guttmannstraße 13

6700 Ludwigshafen

ISBN 3-540-18634-4 Springer-Verlag Berlin Heidelberg New York
ISBN 0-387-18634-4 Springer-Verlag New York Berlin Heidelberg

CIP-Titelaufnahme der Deutschen Bibliothek
Fibrinklebung in der Verbrennungschirurgie – Plastischen Chirurgie/
P. R. Zellner (Hrsg.). – Berlin; Heidelberg; New York; London; Paris; Tokyo:
Springer, 1988
  ISBN 3-540-18634-4 (Berlin ...) brosch.
  ISBN 0-387-18634-4 (New York ...) brosch.
NE: Zellner, Peter R. [Hrsg.]

Druck u. buchb. Verarbeitung: Druckhaus Beltz, 6944 Hemsbach/Bergstraße
2127/3140/543210

Vorwort

Bei Durchsicht der Literatur muß man erkennen, daß die Indikation zur Fibrinklebung sehr weit, fast zu weit, gestellt wird. Eine unkritische Anwendung wertet die Bedeutung eines Präparates jedoch nicht auf, sondern kann sich gegenteilig auswirken. Eine kritische Evaluation ist daher unabdingbare Voraussetzung für einen gezielten und vermehrten Einsatz eines Präparates. Kritik kann nicht gleichbedeutend mit einem Bericht subjektiver Natur sein, sondern ist nur in der Darstellung harter Parameter zu sehen.

Anliegen des vorliegenden Symposiumsbandes ist es, bereits durch die Eingrenzung der Thematik wesentliche Indikationen des Fibrinklebers anhand klinischer und experimenteller Daten darzulegen. Ohne die Anwendung in den anderen Bereichen der operativen Medizin geringer zu bewerten, ist die Indikation in der Plastischen- und Verbrennungschirurgie eine – wie hier gezeigt wird – wertvolle, die körpereigene Funktion unterstützende Methode. Neben der vermehrten Haftfähigkeit einer Wundfläche, die für die Transplantation wesentlich ist, kommt dem Fibrinkleber scheinbar auch eine die Heilung fördernde Komponente zu. Für die Transplantation und Transposition von Gewebe ist für den komplikationslosen Heilverlauf die Blutstillung sowohl im Empfänger- als auch im Spenderbereich von Bedeutung. Auch hier besteht eine weitere wesentliche Indikation zur Anwendung des zur Diskussion stehenden Präparates.

Die noch zu definierende Einheit in der Mannigfaltigkeit der Anwendung wird die Fibrinklebung zu einer wertvollen Hilfe in der operativen Medizin werden lassen.

Ludwigshafen, im Februar 1988   *P. R. Zellner*

Inhaltsverzeichnis

Mitarbeiterverzeichnis

ASCHERL, R., Dr. med.
Institut für Experimentelle Chirurgie der Technischen Universität München,
Ismaninger Straße 22, 8000 München 80

BADER, A., Dr. med.
Institut für Experimentelle Chirurgie, Universitätsklinik,
Josef-Schneider-Straße 2, 8700 Würzburg

BÄUMER, F., Dr. med.
Institut für Experimentelle Chirurgie, Universitätsklinik,
Josef-Schneider-Straße 2, 8700 Würzburg

BLÜMEL, G., Prof. Dr. med.
Institut für Experimentelle Chirurgie, Klinikum rechts der Isar,
Ismaninger Straße 22, 8000 München 80

DUM, N., Dr. med.
IMMUNO GmbH, Slevogtstraße 3–5, 6900 Heidelberg

FISSLER-ECKHOFF, A., Dr. med.
Abteilung für Plastische Chirurgie, Handchirurgie und Verbrennungskrankheiten,
BG-Krankenanstalten „Bergmannsheil", Hunscheidtstraße 1, 4630 Bochum

GAUDIUS, J., Dr. med.
Abteilung Hämatologie/Onkologie, Universitätsklinik, Robert-Koch-Straße 40,
3400 Göttingen

GEISSDÖRFER, K., Dr. med.
Institut für Experimentelle Chirurgie der Technischen Universität München,
Ismaninger Straße 22, 8000 München 80

GERMANN, G., Dr. med.
Krankenhaus Merheim, Klinik für Plastische Chirurgie,
Ostmerheimer Straße 200, 5000 Köln 91

GRABOSCH, A., Dr. med.
Abteilung für Plastische Chirurgie, Zentrum für Brandverletzte,
Krankenhaus Am Urban, Dieffenbachstraße 1, 1000 Berlin 61

HENRICH, H. A., Prof. Dr. med.
Institut für Experimentelle Chirurgie, Universitätsklinik,
Josef-Schneider-Straße 2, 8700 Würzburg

KAESER, A., Dr. med.
IMMUNO GmbH, Slevogtstraße 3–5, 6900 Heidelberg

KELLER, F., Dr. med.
Institut für Experimentelle Chirurgie, Universitätsklinik,
Josef-Schneider-Straße 2, 8700 Würzburg

KILIAN, K., Dr. med.
Institut für Experimentelle Chirurgie, Universitätsklinik,
Josef-Schneider-Straße 2, 8700 Würzburg

KÖSTERING, H., Prof. Dr. med.
Abteilung Hämatologie/Onkologie, Universitätsklinik,
Robert-Koch-Straße 40, 3400 Göttingen

KRÜGER, A., Dr. med.
Abteilung für HNO, Plastische und Wiederherstellungschirurgie,
Ev. Krankenhaus Bethesda, Heerstraße 219, 4100 Duisburg

KUSMANN, J., Dr. med.
Abteilung für HNO, Plastische und Wiederherstellungschirurgie,
Ev. Krankenhaus Bethesda, Heerstraße 219, 4100 Duisburg 1

MANG, W.-L., PD Dr. med.
Hals-Nasen-Ohrenklinik und Poliklinik, Technische Universität München,
Klinikum rechts der Isar, Ismaninger Straße 22, 8000 München 80

OBERSCHELP, J., Dr. med.
Institut für Experimentelle Chirurgie, Universitätsklinik,
Josef-Schneider-Straße 22, 8700 Würzburg

ODAR, J., Dr. med.
IMMUNO GmbH, Slevogtstraße 3–5, 6900 Heidelberg

OLIVARI, N., Prof. Dr. med.
Abteilung Plastische Chirurgie, Dreifaltigkeitskrankenhaus, Bonner Straße 84,
5047 Wesseling

RUPP, G., Prim. Dr. med.
Unfallabteilung, A.Ö. Krankenhaus, Feldgasse 10, 4840 Vöcklabruck, Austria

SCHÄFER, G., Dr. med.
Institut für Experimentelle Chirurgie der Technischen Universität München,
Ismaninger Straße 22, 8000 München 80

SCHWARZ, H., Dr.
Immuno GmbH, Slevogtstraße 3–5, 6900 Heidelberg

SEUFERT, R.M., Prof. Dr. med.
Zentrum Chirurgie, Klinikum der Johann-Wolfgang-Goethe-Universität,
Theodor-Stern-Kai 7, 6000 Frankfurt/M.

SPILKER, G., PD Dr. med.
Abteilung für Plastische Chirurgie, Klinikum rechts der Isar,
Ismaninger Straße 22, 8000 München 80

STAINDL, O., Doz. Dr. med.
  HNO-Abteilung der Landeskrankenanstalten Müllner, Hauptstraße 48,
  5020 Salzburg, Austria

TALARTSCHIK, B., Dr. med.
  Abteilung Hämatologie/Onkologie, Universitätsklinik, Robert-Koch-Straße 40,
  3400 Göttingen

WIEDING, J. U., Dr. med.
  Abteilung Hämatologie/Onkologie, Universitätsklinik, Robert-Koch-Straße 40,
  3400 Göttingen

WOLFENSBERGER, C., Dr. med.
  Bodmerstraße 2, 8002 Zürich, Schweiz

Grundlagen der Fibrinklebung

Grundlegende Aspekte der Fibrinklebung

A. Kaeser, N. Dum

Einleitung

Die Bedeutung des Fibrins für den primären Wundverschluß und für die Wundheilung sind seit langem bekannt. Bereits 1909 wird über Fibrin als physiologische Klebesubstanz berichtet und ihm eine wundheilungsfördernde Eigenschaft zugeschrieben [1]. Schon damals konnte im Tierversuch die Förderung der Fibroblastenproliferation durch Fibrin nachgewiesen werden. Basierend auf diesen ersten Erkenntnissen wurden Plasmapräparationen, die eine gegenüber Normalplasma erhöhte Konzentration an Fibrinogen enthielten, zum Teil auch bereits in Kombination mit Thrombin, wiederholt zu Klebungen im Tierexperiment und im klinischen Bereich eingesetzt [2–9]. Die Ergebnisse waren hinsichtlich mechanischer Festigkeit und Dauerhaftigkeit der Klebung noch wenig befriedigend, da die verwendeten Fibrinogenkonzentrationen zu gering und die stabilisierende Funktion des Faktor XIII noch nicht bekannt waren. Heute enthält der Fibrinkleber eine ausreichend hohe Konzentration an Fibrinogen und Faktor XIII und findet in allen operativen Fächern Anwendung.

Wirkprinzip und Anwendungsdomänen

Die Fibrinklebung entspricht in ihrem Reaktionsablauf der letzten Phase der Blutgerinnung und basiert auf der Umsetzung von Fibrinogen zu Fibrin (Abb. 1). Das Fibrinogenmolekül setzt sich aus 6 Polypeptid-Ketten zusammen. Dabei sind 3 Kettentypen Alpha, Beta, Gamma paarweise in den Molekülhälften angeordnet. Durch Thrombin wird Fibrinogen unter Freisetzung der Fibrinopeptide A und B zu Fibrinmonomeren umgesetzt. Diese bilden durch End-zu-End- und Seit-zu-Seit-Anlagerung aggregiertes $Fibrin_s$. Thrombin aktiviert gleichzeitig den Faktor XIII. Das $Fibrin_s$-Polymer wird durch aktivierten Faktor XIII zu harnstoffunlöslichem $Fibrin_i$ in einer kalziumabhängigen Reaktion umgewandelt.

Dabei werden kovalente Bindungen zwischen benachbarten Gamma- und Alpha-Ketten der Fibrinmonomere gebildet. Das gebildete Fibrin haftet mit physikalischen und chemischen Bindekräften an dem zu verklebenden Gewebe, wobei eine besondere Affinität zu Kollagenfasern besteht.

Im Verlauf der einsetzenden Wundheilung erfolgt die Einsprossung von Fibroblasten und Kapillaren in das Wundgebiet, wobei dem Fibrin die Funktion einer Leit-

P. R. Zellner (Hrsg.)
Fibrinklebung in der Verbrennungschirurgie – Plastischen Chirurgie
© Springer-Verlag Berlin Heidelberg 1988

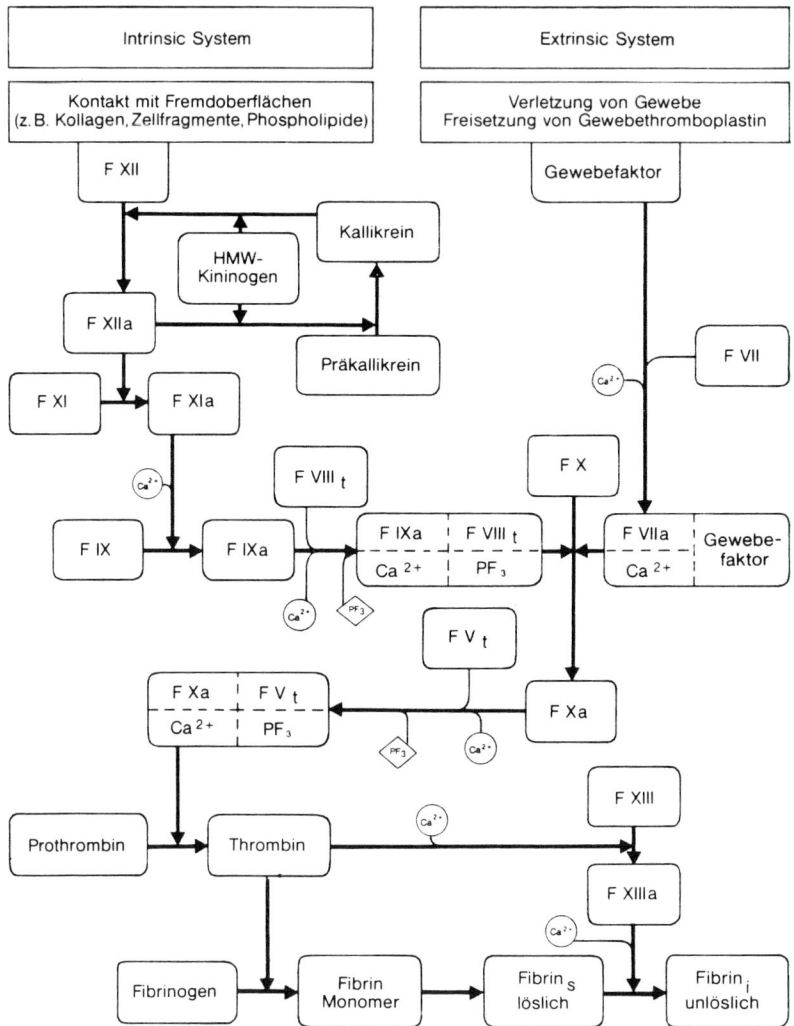

Abb. 1. Blutgerinnungsschema

schiene zukommt. Der Vorgang ist ein von vielen Faktoren bestimmtes Geschehen, bei dem Thrombin, Fibrin und Faktor XIII eine fördernde Wirkung auf die Fibroblastenproliferation ausüben. In der weiteren Abfolge des Wundheilungsgeschehens erfolgt der proteolytische und phagozytäre Abbau des Fibrinnetzes. Die fibrinolytische Aktivität im Wundgebiet ist u. a. abhängig von den gewebeständigen Plasminogenaktivatoren, deren Konzentration je nach Gewebe unterschiedlich sein kann. Als letzter Schritt erfolgt ein bindegewebiger Ersatz der Fibrinschicht mit anschließender Bildung von Narbengewebe [10].

Unter Berücksichtigung der erläuterten physiologischen Grundlagen ergeben sich für Fibrinkleberpräparationen prinzipiell folgende Indikationen:
Blutstillung
Gewebeklebung sowie
die Unterstützung der Wundheilung.

Vor allem für die beiden letztgenannten Anwendungsgebiete ist die Zusammensetzung des verwendeten Fibrinklebers von ausschlaggebender Bedeutung.

Eigenschaften verfestigter Fibrinkleber

Wie wichtig das Vorliegen möglichst physiologischer Verhältnisse ist, lassen bereits Ergebnisse von Ferry und Morrison vermuten [11]. Sie beschrieben 1947 die Bildung zweier verschiedener Typen von Fibrinclots in Abhängigkeit von der Ionenkonzentration und/oder des pH-Wertes. Bei Vorliegen physiologischer Bedingungen kommt es zur Ausbildung weißer, nicht transparenter "coarse clots", während es zur Bildung undurchsichtiger "fine clots" bei unphysiologisch hohen Ionenkonzentrationen und/oder pH-Werten kommt. Aufgrund dieses andersartigen äußeren Erscheinungsbildes wurden unterschiedliche Fibrinstrukturen in den gebildeten Fibrinclots postuliert. Da die Fibroblasteneinsprossung und die Bildung von Kollagenfasern vom Fibrinnetz und der Ionenkonzentration abhängig sind [12–15], stellte sich die Forderung, neben Untersuchungen mechanischer Parameter den Einfluß von Kleberpräparationen unterschiedlicher Zusammensetzung auf die Fibroblasten zu untersuchen. Bei den in den letzten Jahren publizierten Studien wurden ein Kleber, der eine physiologische Ionenkonzentration aufwies (A), mit einem Fibrinkleber mit hoher Salzkonzentration (B) verglichen [16]. Im folgenden sollen die gewonnenen Erkenntnisse hinsichtlich der mechanischen Eigenschaften, der Morphologie und der Interaktion mit Fibroblasten dargestellt werden.

Elastizität und Reißfestigkeit

Der zeitliche Ablauf des Gerinnungsvorgangs ist abhängig von der eingesetzten Thrombinkonzentration. Unter den Bedingungen der praktischen Anwendung ist die Vernetzung der Fibrin-Gammaketten nach ca. 3 Minuten abgeschlossen [15]. Die Ausbildung der kovalenten Bindung zwischen den Alphaketten erfolgt langsamer. Zwischen der Fibrin-Alphavernetzung und der Reißfestigkeit standardisierter Fibrinclots besteht eine Korrelation. Bei dem Kleberpräparat A wurde nach etwa 10 Minuten ein Vernetzungsgrad von 35% beobachtet, der aber bereits 70% der maximalen Festigkeit entspricht. Ähnliche Kinetiken fanden sich für die Präparation B, wenn hohe Konzentrationen Faktor XIII zugesetzt wurden.

Untersuchungen der Reißfestigkeit ergaben eine 4- bis 5fach höhere Belastbarkeit von Fibrinclots des Präparates A verglichen mit Clots des Präparates B (Tabelle 1). Redl und Schlag [16] geben weiter an, daß bei dem Kleber B bei ca. 50% der gebildeten Clots aufgrund von Brüchen keine Messungen durchgeführt werden konnten. Die Bestimmung der Elastizität war aus diesem Grund nur für das Präparat A

Tabelle 1. Reißfestigkeit (g/cm²)

Inkubationszeit (min.)	Präparat A	Präparat B
10	616 ± 101 (n = 5)	nicht untersucht
30	899 ± 155 (n = 8)	192 ± 41 (n = 8)

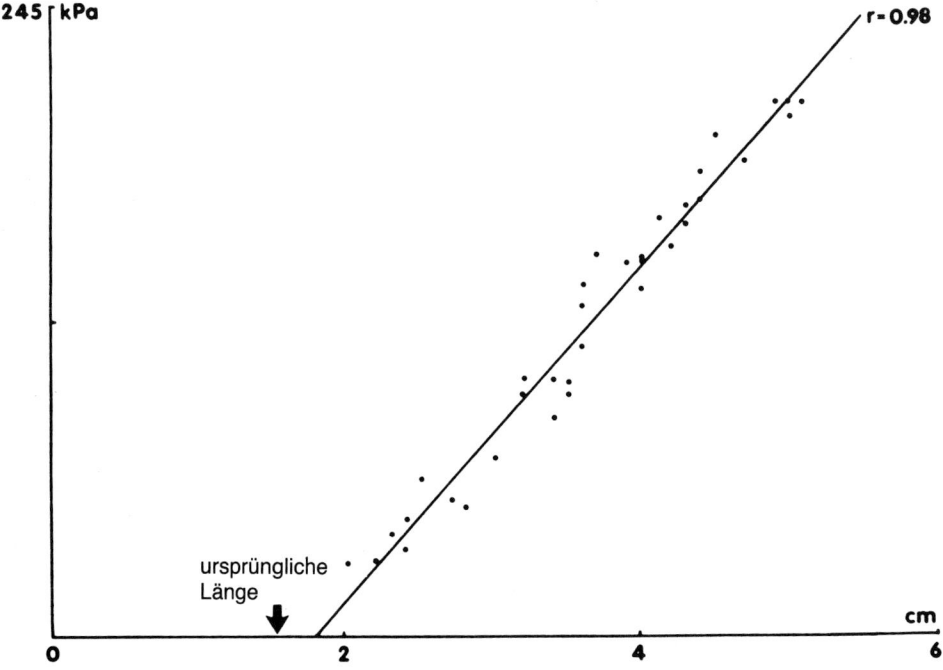

Abb. 2. Elastizität von Fibrinclots des Präparates A

möglich. Wie aus Abbildung 2 ersichtlich, ist bei Clots dieses Fibrinklebers eine reversible Verformung bis auf mehr als die doppelte Ausgangslänge möglich.

Mikro- und Makromorphologie

Die bereits geschilderten makroskopisch erkennbaren Unterschiede zwischen den gebildeten Fibrinclots der Präparationen A und B werden noch deutlicher anhand elektronenmikroskopischer Aufnahmen. Fibrinclots des Präparates A bestehen aus verzweigten Fibrinfäden, die in ihrer Struktur von einem Plasmaclot kaum abweichen (Abb. 3). Ein anderes Bild zeigt sich dagegen bei Fibrinclots der Präparation B (Abb. 4). Im Rasterelektronenmikroskop stellt sich eine nahezu amorphe Masse dar,

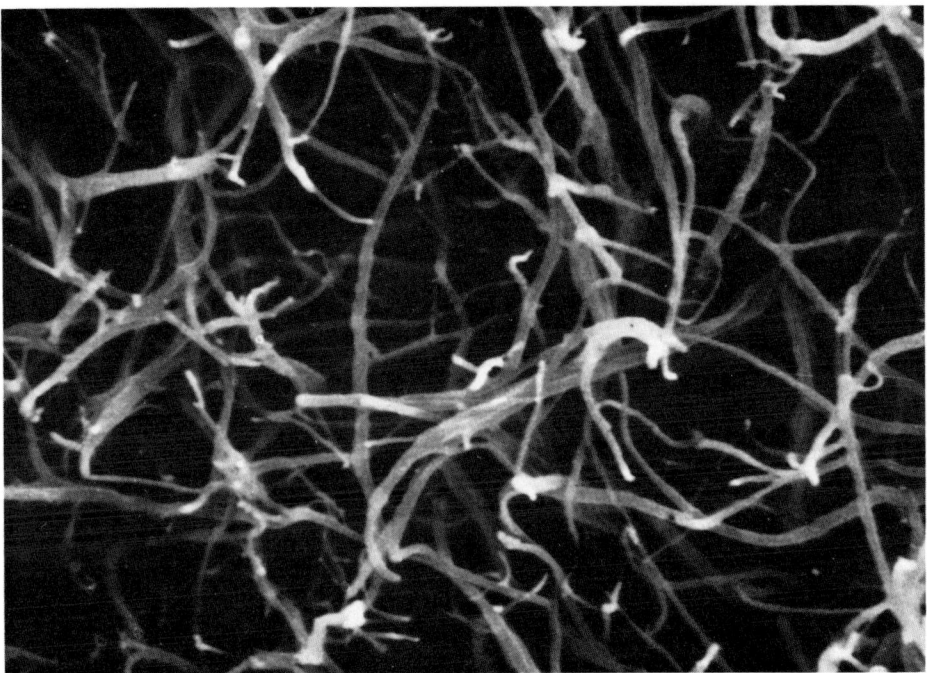

Abb. 3. Elektronenmikroskopische Aufnahme eines Fibrinclots des Präparates A

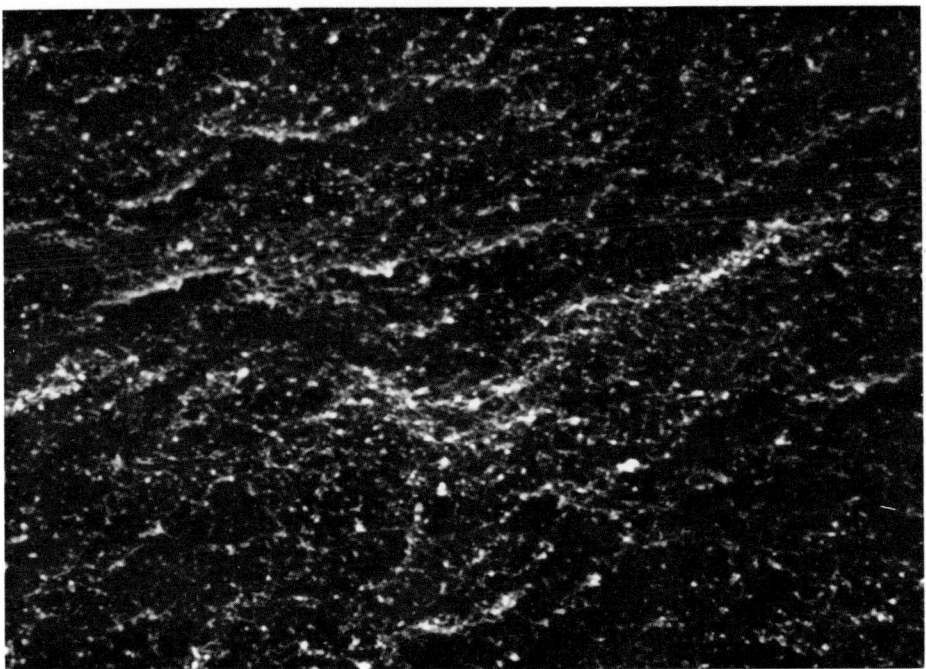

Abb. 4. Elektronenmikroskopische Aufnahme eines Fibrinclots des Präparates B

in der trotz gleicher Versuchsbedingungen Fibrinfäden kaum zu erkennen sind. Der Kleber B bleibt nach seiner Verfestigung transparent, während die Klebung mit dem physiologischen Kleber A in einem weißlichen, deutlich sichtbaren Fibrinclot resultiert und somit eine Kontrolle der Schichtdicke und des geklebten Areals ermöglicht [16].

Interaktion mit Fibroblasten

Im Ablauf der Wundheilung kommt, wie bereits erwähnt, den Fibroblasten eine entscheidende Bedeutung zu. Voraussetzung für die Fibroblastenproliferation ist dabei die optimale Struktur des im Wundgebiet gebildeten Fibrinnetzes. Neben der Frage, inwieweit die unterschiedliche Strukturierung von Fibrinkleberclots Einfluß auf die Fibroblastenproliferation hat, wurde in kürzlich veröffentlichten Studien auch überprüft, welchen Einfluß hohe Ionenkonzentrationen auf menschliche Fibroblasten in vitro ausüben [16].

Zur Untersuchung dieser Fragestellung erfaßten Redl und Schlag den Einfluß von Clots der Präparationen A und B auf Zellkulturen menschlicher embryonaler diploider Lungenfibroblasten. Nach Überschichten mit A-Fibrinclots beobachteten sie eine normale Fibroblastenproliferation (Abb. 5). Clot des Präparates mit unphysiologisch hohen Ionenkonzentrationen bedingten eine innerhalb weniger Minuten auftretende deformierende Wirkung auf die Fibroblasten (Abb. 6).

Zur Überprüfung der Frage, ob die fehlende Strukturierung oder die Ionenkonzentration einen negativen Einfluß auf die Fibroblasten hat, wurden die Clots beider

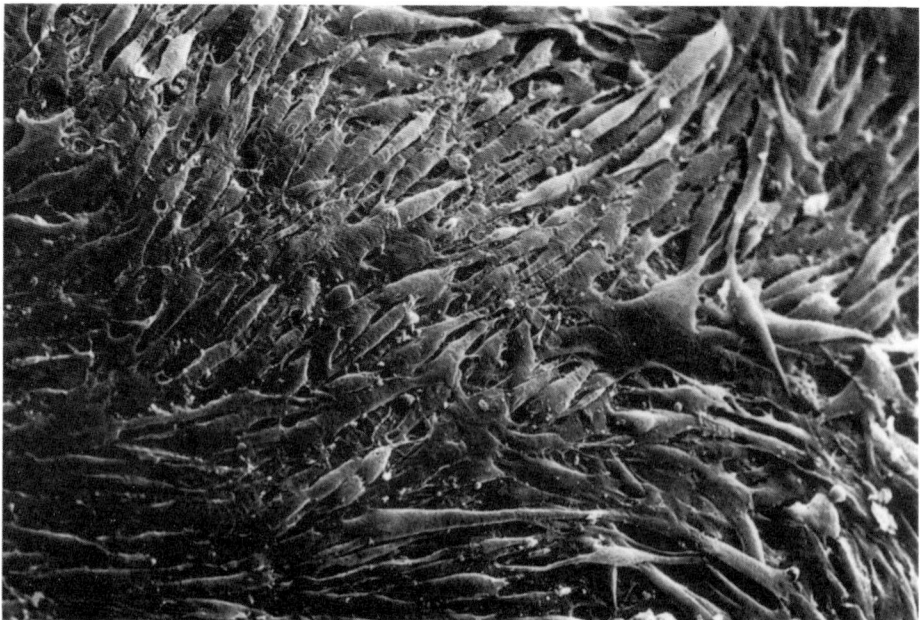

Abb. 5. Normale Fibroblastenproliferation auf Fibrinclots des Präparates A

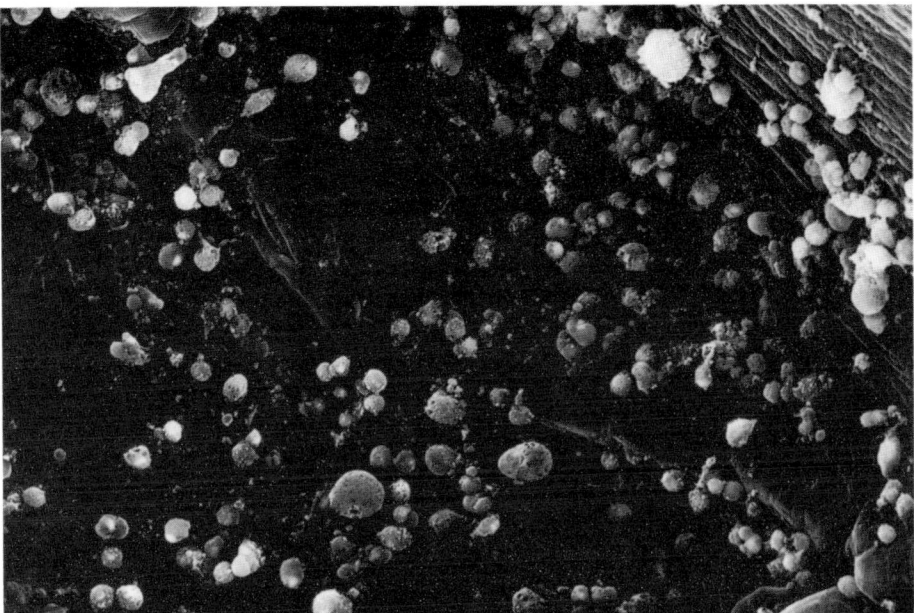

Abb. 6. Deformierte Fibroblasten auf Fibrinclots des Präparates B

Präparationen in isotonischer Natriumchloridlösung gewaschen. Bei dem Präparat A blieb die Fibroblastenproliferation unverändert, während bei den B-Clots zwar eine Verminderung, aber kein Verschwinden der Zelldeformationen erreicht wurde. Diese Ergebnisse belegen, daß neben einer unphysiologisch hohen Ionenkonzentration auch die fehlende Strukturierung des Fibrinclots per se einen ungünstigen Einfluß auf das Wachstum von Fibroblasten hat.

Da durch die Fibrinklebung zumindest keine Störung der Wundheilung erfolgen soll, ist somit für eine optimale Fibrinkleber-Präparation eine physiologische Ionenstärke zu fordern.

Infektionssicherheit

Seit Einführung der Fibrinklebung in die Klinik stellte sich die Frage der Übertragbarkeit von Hepatitisviren der Typen B und NonANonB (NANB), da es sich bei der Hauptkomponente um ein menschliches Plasmaderivat handelt. Erst in jüngster Zeit wurde auch das potentielle Risiko der Übertragung des AIDS-Virus HIV durch bestimmte Blutprodukte relevant.

Virushepatitis

In den Phasen I bis III der klinischen Forschung ergaben sich keine klinischen oder laboranalytischen Anhaltspunkte für eine Übertragbarkeit der Hepatitis B oder

NANB durch das Präparat. Zur Absicherung dieser empirisch gewonnenen Erkenntnisse veranlaßte der Hersteller (Immuno) des ersten auf dem Markt befindlichen Fibrinklebers Ende der 70er Jahre systematische und kontrollierte klinische Untersuchungen, noch bevor eine Thermoinaktivierung des Präparates zur Abtötung eventuell vorhandener viraler Erreger durchgeführt wurde [17, 18].

Scheele et al. [17] beobachteten 155 Patienten mit und 154 Patienten ohne Anwendung von Tissucol nach allgemeinchirurgischen Operationen klinisch, serologisch und laboranalytisch auf Anzeichen einer Hepatitiserkrankung. Empfänger anderer Blutprodukte, z. B. von Blutkonserven, waren nicht ausgeschlossen, die Gruppen waren jedoch in dieser Hinsicht wie auch bezüglich anderer wesentlicher Parameter vergleichbar. Unterschiede im Hinblick auf das Auftreten von Hepatitis B-Markern oder Transaminasen-Erhöhungen ergaben sich nicht.

Um Infektionsquellen in Form anderer Blutprodukte auszuschließen, wurde eine weitere kontrollierte Studie am operativen Krankengut einer HNO-Klinik durchgeführt, bei dem Bluttransfusionen oder die Anwendung von Hämoderivaten nicht erforderlich waren [18]. Bei 147 mit Tissucol behandelten und 132 unbehandelten Patienten konnten aufgrund präoperativer sowie drei, sechs und acht Monate postoperativ erfolgter umfassender Untersuchungen keine Hepatitis B-Infektionen festgestellt werden. Die Transaminasenwerte, einzige Indikatoren einer Hepatitis NANB-Infektion, lagen immer im Normbereich. Da bei Infektionen mit Erregern der Hepatitis NANB auch kurzfristig-passagere Transaminasenerhöhungen beschrieben sind, wurde bei 10 Patienten jeder Gruppe, die sich für das aufwendige Untersuchungsprogramm zur Verfügung stellten, eine Bestimmung von SGOT, SGPT, γ-GT und des Bilirubin in 14tägigen Abständen für die Dauer von 8 Monaten vorgenommen. Pathologische Veränderungen dieser Parameter wurden trotz der engmaschigen Kontrollen nicht festgestellt.

In jüngster Zeit, aber noch vor Einführung der Thermoinaktivierung von Tissucol, wurde am gynäkologischen Krankengut nochmals der Frage der Übertragungsrisiken von Hepatitisviren nachgegangen [19]. Gründer für diese dritte kontrollierte Studie waren, daß eine solche Untersuchung erstmals als randomisierte Studie durchgeführt werden konnte, da gleichzeitig die Wirkungen der Fibrinklebung bei zwei neuen Anwendungsgebieten (Cerclage und Konisation) zu prüfen waren, und um die Anzahl engmaschig nachuntersuchter Patienten auf eine größere Basis zu stellen. Bei allen 31 mit Fibrinkleber behandelten bzw. 38 unbehandelten Patientinnen, die von insgesamt 100 in die Studie Aufgenommenen die Nachuntersuchungskriterien erfüllten, wurden weder Hepatitis B- noch insbesondere NANB-Infektionen beobachtet.

Erworbenes Immundefekt-Syndrom (AIDS)

Nachdem sich durch die Entdeckung und Identifizierung eines neuen, u. a. durch Blut übertragbaren Virus, zunächst als HTLV-III bzw. LAV bezeichnet, die Möglichkeit des Einbruchs neuen bzw. unbekannter Viren in Spenderpopulationen und damit bestimmte Blutzubereitungen abzeichnete, wurde Tissucol im Rahmen der Herstellung einer 30stündigen Thermoinaktivierung unterzogen.

Vor der Festlegung der Verfahrensbedingungen wurde im Rahmen grundlegender Untersuchungen das Verhalten einer HTLV-III$_B$-Stammlösung bekannten Titers, die verschiedenen Plasmaderivaten zugesetzt wurde, unter definierten Bedingungen (Temperatur, Dampfdruck, Zeitdauer) untersucht. Die Virustitration erfolgte mit H-9-Zellen und durch Bestimmung der Reversen Transkriptase-Aktivität im Zellüberstand. Das Virus und die H-9-Zellviren wurden von R. Gallo, N.I.H., Bethesda, Maryland, U.S.A., zur Verfügung gestellt. Die Untersuchungen wurden in den Viruslaboratorien der Immuno AG Wien unter der Leitung von F. Dorner durchgeführt.

Die Verfahrensbedingungen für die Virusinaktivierung eines Präparates können jedoch nicht nur aufgrund der erreichten Titerreduktion, z. B. des HTLV-III$_B$, festgelegt werden. Sie müssen auch folgende Anforderungen erfüllen:
- Die funktionellen Eigenschaften und damit die Wirksamkeit des Präparates dürfen nicht beeinträchtigt sein.
- Neoproteine mit möglicherweise antigenen Eigenschaften (Neoantigene) dürfen nicht entstehen.
- Durch den Inaktivierungsschritt verursachte Verluste an biologischer Aktivität müssen in ökonomisch tragbaren Grenzen gehalten werden.

Die für die Virusinaktivierung von Tissucol gewählten Verfahrensbedingungen entsprechen diesen Voraussetzungen und führen zu einer Abnahme des Virustiters von HTLV-III$_B$, das dem Präparat vor Durchführung des Inaktivierungsverfahrens zugesetzt wurde, von mindestens 6 Logstufen. Der Virustiter wurde hierbei als Logarithmus der infektiösen Einheiten pro ml ausgedrückt.

Die Effektivität des angewendeten Verfahrens entspricht den Anforderungen von Prince et al., die von einer Methode mit optimaler Inaktivierungskapazität, die auch zu einem in der Langzeitanwendung absolut sicheren Produkt führt, eine Titerreduktion des Testvirus von 5–6 Logstufen fordern [20].

Die Thermoinaktivierung ist dennoch nur als eines von mehreren Sicherheitskriterien von Tissucol zu betrachten, da für die Herstellung ausschließlich Plasmen von Spendern verwendet werden, die u. a. Anti-HIV-negativ sind, und da klinische Studien bereits vor Einführung dieses Inaktivierungsschrittes die Hepatitis-Sicherheit des Präparates gezeigt haben.

Literatur

1. Bergel S (1909) Über die Wirkung des Fibrins. Dtsch med Wschr 35, 663–665
2. Grey EG (1915) Fibrin as a haemostatic in cerebral surgery. Surg Gyn Obst 21, 452–454
3. Young JZ, Medawar PB (1940) Fibrin Suture of Peripheral Nerves. Lancet II, 126–128
4. Tarlov IM, Denslow C, Swarz S, Pineles D (1943) Plasma Clot Suture of Nerves. Arch Surg 47, 44–58
5. Cronkite EP, Lozner EL, Deaver JM (1944) Use of Thombin und Fibrinogen in Skin Grafting. Jama 124, 976–978
6. Tidrick RT, Warner ED (1944) Fibrin Fixation of Skin Transplants. Surgery 15, 90–95
7. Young F, Favata BV (1944) "Suture" of Wounds by Plasma-Thrombin Adhesion. War Med 6, 80–85
8. Town AE (1949) The Use of Fibrin Coagulum Fixation in Ocular Surgery. Transact Amer Ophtal Otolaryng 54, 131–133

9. Heppner F (1956) Zur Frage der Blutstillung bei Hirnoperationen. Langenbecks Arch Dtsch U Chir 283, 458–465
10. Scheele J, Pesch HJ (1982) Morphologische Aspekte des Fibrinkleberabbaues im Tierexperiment. In: Fibrinkleber in Orthopädie und Traumatologie. 4. Heidelberger Orthopädie-Symposium, 35–43. Georg Thieme Stuttgart New York
11. Ferry JD, Morrison PR (1947) Preparation and properties of serum and plasma proteins. VIII. The conversion of human fibrinogen to fibrin under various conditions. J Amer Chem Soc 69, 388–400
12. Beck E, Duckert F, Vogel A, Ernst M (1961) The influence of fibrin stabilizing factor on the growth of fibroblasts in vitro and wound healing. Thromb Diath Haemorrh 6, 485–491
13. Kasai S, Kunimoto T, Nitta J (1983) Cross-linked of fibrin by activated factor XIII stimulated attachment, morphological changes and proliferation of fibroblasts. Biochem Res 4, 155–160
14. Ross R (1968) The fibroblasts and wound repair. Biol Rev 43, 51–96
15. Seelich T, Redl H (1981) Theoretische Grundlagen des Fibrinklebers. In: Fibrinogen, Fibrin und Fibrinkleber, 199–208. F.K. Schattauer Stuttgart New York
16. Redl H, Schlag G (1986) Properties of Different Tissue Sealants with Special Emphasis on Fibrinogen-Based Preparations. In: Fibrin Sealant in Operative Medicine. Vol 1–7. G. Schlag, H. Redl (Hrsg) 27–38. Springer Berlin Heidelberg New York Tokyo
17. Scheele J, Schricker Th, Goy RO, Lampe I, Panis R (1981) Hepatitisrisiko der Fibrinklebung in der Allgemeinchirurgie. Med Welt 32, 783–788
18. Panis R, Scheele J (1981) Hepatitisrisiko bei der Fibrinklebung in der HNO-Chirurgie. Laryng Rhinol Otol 60, 367–368
19. Eder G, Neumann M, Cerwenka R, Baumgarten K (1986) Preliminary Results of a Randomized Controlled Study on the Risk of Hepatitis Transmission of a Two-Component Fibrin Sealant (Tissucol/Tisseel) In: Fibrin Sealant in Operative Medicine. Vol 1–7. G. Schlag, H. Redl (Hrsg) 51–59. Springer Berlin Heidelberg New York Tokyo
20. Prince AM, Horowitz B, Brotman B (1986) Sterilisation of Hepatitis and HTLV-III Viruses by Exposure to Tri(n-Butyl)Phosphate and Sodium Cholate. Lancet I, 706–710

Applikationstechniken bei der Fibrinklebung

J. Odar, H. Schwarz

Grundlegende Aspekte

Bei der Fibrinklebung werden zwei Komponenten möglichst zu gleichen Teilen auf die Wundfläche aufgetragen. Die erste Komponente ist eine Kleberproteinlösung, die hochkonzentriertes zähflüssiges Fibrinogen enthält, die zweite eine wäßrige Thrombinlösung. Nach Vermischen der beiden Komponenten bildet sich bei Fibrinklebern mit physiologischer Ionenstärke weißliches Fibrin [21]. Die anschließende Resorption des Fibrinklebers gleicht der bei jeder Wundheilung beobachteten Resorption körpereigenen Fibrins [10, 18, 26].

Durch die Vielfalt der Einsatzmöglichkeiten der Fibrinklebung ergeben sich zahlreiche unterschiedliche Klebetechniken. Die Weiterentwicklung von Applikationssystemen hat gerade in jüngster Zeit neue Anwendungsgebiete ermöglicht. Für eine erfolgreiche Klebung mit anschließend ungestörter Wundheilung müssen jedoch allgemein folgende Punkte beachtet werden.

Dosierung

Das nötige Volumen an Fibrinkleber richtet sich nach der Größe der zu klebenden oder zu beschichtenden Oberfläche bzw. nach der Größe des auszufüllenden Defektes. Außerdem hängt es von der Applikationstechnik ab. Bei der Klebung von Flächen kann als Anhaltspunkt dienen, daß 0,5 ml Tissucol für eine Fläche von mindestens 5 cm^2 ausreichen. Verwendet man zur Auftragung das Duploject-System mit Sprühkopf, so läßt sich mit 0,5 ml Tissucol je nach Indikation eine Fläche von mindestens 12,5 cm^2 bis zu 50 cm^2 beschichten.

Schichtdicke/Resorptionszeit

Die Schichtdicke ist neben der Aprotininkonzentration im Clot [28] und der fibrinolytischen Aktivität im umgebenden Gewebe für die Dauer der Resorptionszeit und dem geweblichen Durchbau und damit der Wundheilung entscheidend [19, 31].

Die Fibrinschicht sollte daher für einen rascheren Heilungsablauf und eine zartere Narbenbildung möglichst dünn sein [18]. Dies gilt besonders dann, wenn die Diffusion wie z. B. bei Hautklebungen nicht behindert werden soll [3, 10, 32].

P. R. Zellner (Hrsg.)
Fibrinklebung in der Verbrennungschirurgie – Plastischen Chirurgie
© Springer-Verlag Berlin Heidelberg 1988

Durch die weißliche Verfärbung physiologischen Fibrins kann die Schichtdicke des aufgetragenen Fibrinklebers abgeschätzt werden. Überschüssiger Fibrinkleber kann gut beobachtet und z. B. zur Verhinderung von unerwünschten Verklebungen wieder entfernt werden.

Bei der Versiegelung oberflächlicher Wunden wie z. B. in der Rhinophymchirurgie kann Fibrinkleber auch dick aufgetragen werden. Hier stellt das physiologische Fibrin einen „Epithelverband" dar [34].

Bei einigen Indikationen, z. B. bei der Klebung von Nerven [15] und Blutgefäßen soll zum Schutz des umliegenden Gewebes vor Verklebungen eine Aluminium- oder Plastikfolie unter die Klebestelle geschoben werden.

Durchmischung/Reißfestigkeit

Die höchste Reißfestigkeit wird erzielt, wenn die beiden Komponenten zu gleichen Volumensanteilen und gut durchmischt aufgetragen werden [29]. Um eine möglichst gute Haftfestigkeit zu erreichen, sollte vor der Applikation überschüssige Flüssigkeit von den Wund- und Gewebeflächen entfernt werden.

Ein weiterer wesentlicher Parameter für die Reißfestigkeit ist die Konzentration des Kleberproteins in der ersten Komponente [16, 28]. Eine Verdünnung führt zur Abnahme der Reißfestigkeit [28]. Das hochkonzentrierte Fibrinogen sollte daher während der Klebung nicht übermäßig verdünnt werden.

Für eine hohe innere Reißfestigkeit des Fibrinclots ist jedoch die Ausbildung einer physiologischen Fibrinstruktur, wie sie bei Tissucol gebildet wird, notwendig [21].

Verfestigungsgeschwindigkeit/Adaptationsdauer

Durch die Wahl der Thrombinkonzentration ist es möglich, die Verfestigungsgeschwindigkeit des Fibrinklebers zu bestimmen.

Zur schnellen Verfestigung wird hochkonzentriertes Thrombin (500 IE/ml) verwendet. Schon nach wenigen Sekunden werden erste Fibrinfäden sichtbar, nach ca. drei Minuten sind ca. 70% der Reißfestigkeit erreicht.

Die schnelle Verfestigung wird gewählt, wenn an der Klebestelle keine weiteren Manipulationen notwendig sind oder eine schnelle Blutstillung erreicht werden soll.

Bei der langsamen Klebung wird niedrig konzentriertes Thrombin (4 IE/ml) verwendet. Die Verfestigung setzt nach ca. 30–60 Sekunden ein, nach ca. fünf Minuten werden 70% der Reißfestigkeit erreicht. Trotz langsamerer Verfestigung werden besser vernetzte Clots als bei hohen Thrombinkonzentrationen erreicht [28].

Die langsame Klebung wird vorgezogen, wenn weitere Manipulationen wie z. B. die Adaptation eines Hauttransplantates oder Knorpel-Knochen-Fragmentes notwendig sind.

Die Klebestelle muß daher bei Verwendung hochkonzentrierten Thrombins mindestens drei Minuten, bei niedrig konzentriertem Thrombin mindestens fünf Minuten belastungs- und spannungsfrei gehalten werden.

Applikationstechniken und Geräte

Schichtweise Applikation

Bei der schichtweisen Applikation (Abb. 1) werden die beiden Komponenten nacheinander auf die Klebestelle aufgetragen. Bei Verwendung hoher Thrombinkonzentrationen können jedoch infolge der raschen Gerinnung Grenzschichten entstehen, die eine gute Durchmischung der Komponenten behindern. Der entstehende Fibrinclot ist dann inhomogen und von geringerer Festigkeit als bei vollkommener Durchmischung der beiden Komponenten [29]. Wenn möglich sollten daher immer Applikationssysteme, die eine gute Durchmischung der Komponenten gewährleisten, Verwendung finden.

Klinische Anwendung findet die schichtweise bzw. sequenzielle Applikation der Klebekomponenten z.B. bei der Fibrinpleurodese beim malignen Pleuraerguß [14] oder bei Störungen der primären Wundheilung [43].

Doppelspritze mit Anschlußstück und Mischkanüle

Das Doppelspritzensystem Duploject, Fa. Immuno, Heidelberg, mit Ansatzstück und Kanüle (Abb. 2) ermöglicht das gleichzeitige Auftragen der Komponenten zu gleichen Anteilen. Die Durchmischung erfolgt automatisch in einer stumpfen Kanüle. Wird jedoch das Auftragen unterbrochen, gerinnen die Komponenten in der Kanüle und verfestigen sich. Die Kanüle muß entfernt und durch eine neue ersetzt werden. Um das mehrfache Wechseln der Kanüle zu vermeiden, wird bisweilen nur das Anschlußstück zum Auftragen verwendet.

Seelisch und Redl [29] haben die Wirksamkeit unterschiedlicher Klebetechniken – schichtweise Applikation versus Applikation mit Duploject – untersucht. Durch Versetzen einer der Komponenten mit einem Farbstoff wird die optimale Vermischung beim Einsatz des Duplojects durch die gleichmäßige Farbstoffverteilung veranschaulicht. Messungen der Reißfestigkeit von Rattenhautklebungen haben gezeigt, daß in Folge der guten Durchmischung bei Verwendung des Duploject deutlich höhere Werte als bei getrennten Auftragen der beiden Komponenten erreicht werden.

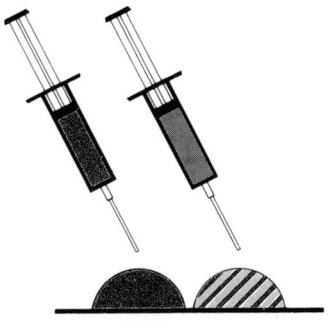

Abb. 1. Schichtweise Applikation

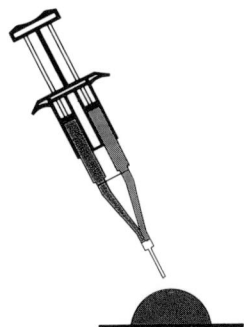

Abb. 2. Duploject mit Applikationsnadel

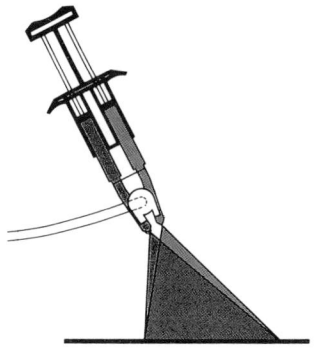

Abb. 3. Duploject mit Sprühkopf

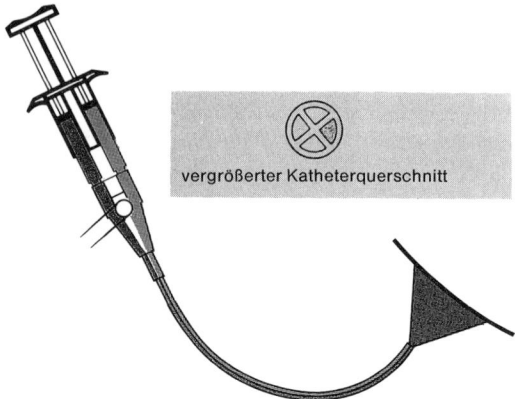

vergrößerter Katheterquerschnitt

Abb. 4. Tissomat mit Duploject und Sprühkopf

Das Duploject mit Ansatzstück und Kanüle wird klinisch von allen Applikationsarten am häufigsten eingesetzt, so z.B. zur Versiegelung von Anastomosen [45], parenchymatösen Organen [1, 11], bei Liquorfisteln [13] und Lymphfisteln [40].

Doppelspritze mit Sprühkopf

Bei Verwendung des Duplojects mit aufgesetztem Sprühkopf (Abb. 3) wird dieser durch einen Schlauch mit eingebautem Sterilfilter mit dem Tissomat verbunden. Dieses Gerät, das an eine in Operationsräumen übliche Druckluftquelle angeschlossen ist, ermöglicht die Einstellung des gewünschten Drucks (2–3 bar) und hat einen Fußschalter zum Ein- und Ausschalten des Gasstroms (Abb. 4).

Durch den austretenden Luftstrom kann zunächst unerwünschte Flüssigkeit, z.B. Blut, von der Wundfläche weggeblasen werden. Erst wenn der Kolben am Duploject gedrückt wird, werden die beiden Komponenten auf die Wundfläche aufgesprüht und bilden dort eine dünne gleichmäßige Fibrinschicht. Nicht zu klebende Areale sollten vorher abgedeckt werden. Mit dieser Methode können in kurzer Zeit große Flächen versorgt und dabei gleichzeitig Material eingespart werden.

Klinisch wird die Anwendung des Sprühverfahrens z.B. bei Hauttransplantationen [6, 23], zur Blutstillung an parenchymatösen Organen, zur Prophylaxe von Lymphfisteln [40] oder zur Wundversiegelung in der Rhinophymchirurgie verwendet [34].

Doppelspritze mit Sprühkatheter (15 cm bzw. 150 cm)

Dic Sprühkatheter (Abb. 5) wurden entwickelt, um die Anwendung des Fibrinklebers in schwer zugänglichen Bereichen des Operationsfeldes oder in der Endoskopie zu ermöglichen.

Über ein Anschlußstück werden die Kleberproteinlösung Tissucol und die Thrombinlösung in zwei getrennte Kanäle eines *vierlumigen* Katheters gefördert. Das dritte Lumen kann wahlweise zur Förderung von Druckgas aus dem Tissomat verwendet

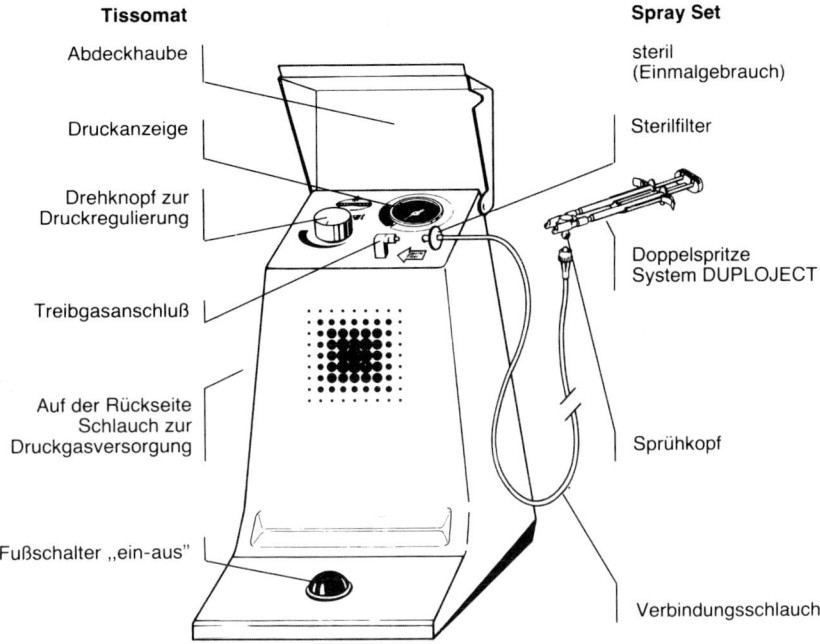

Abb. 5. Duploject mit Sprühkatheter (15 bzw. 150 cm)

werden. Beim Sprühkatheter 15 (Abb. 6) befindet sich zusätzlich im vierten Lumen ein Edelstahl-Formdraht, der das Zurechtbiegen auf eine gewünschte Form ermöglicht, so daß auch dort eine präzise Applikation des Fibrinklebers möglich ist, wo bisher das Wundgebiet nicht erreichbar war.

Am Ende des Katheters treten die beiden Kleberkomponenten bei Anwendung ohne Druckluft punktförmig, bei Verwendung von Treibgas in Form eines Sprühkegels aus. Mit dem Gasstrom läßt sich dabei auf der Klebefläche befindliche Flüssigkeit verdrängen.

Bewährt hat sich ein Druck von 2–3 bar beim Sprühkatheter 15 bzw. 3–4 bar beim Sprühkatheter 150 und ein Sprühabstand von 1–3 cm.

Der Sprühkatheter 150 (Abb. 7) kann auf die für das jeweilige Endoskop erforderliche Länge gekürzt werden. Das erleichtert die Anwendung, da sich durch die Länge des Katheters in den engen Lumina der beiden Förderkanäle ein erheblicher Gegendruck aufbaut.

In das Lumen zur Förderung des Druckgases kann vor dem Aufsprühen des Fibrinklebers ein geeignetes Röntgenkontrastmittel gefüllt werden, so daß die richtige Lage der Austrittsöffnung des Katheters kontrolliert werden kann.

Klinisch wird die endoskopische Fibrinklebung mit dem Sprühkatheter 150 z.B. zur Therapie bronchopulmonaler und gastrointestinaler Fisteln [4, 7, 8, 9, 12, 41] und zur Beschichtung von Ösophagus-Ulcera [27] verwendet.

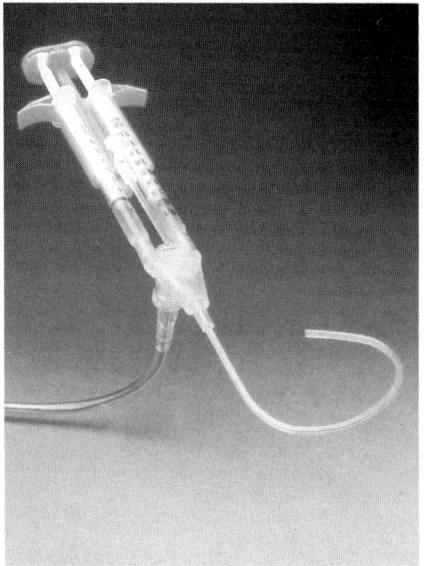

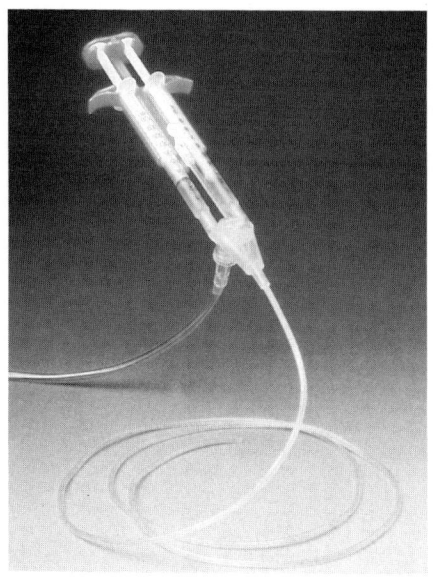

Abb. 6. Duploject mit formbarem kur-
zem Sprühkatheter (15 cm)

Abb. 7. Duploject mit langem Sprühkatheter zur endoskopischen Anwendung (150 cm)

Kombination des Fibrinklebers mit Trägermaterialien

Bei einigen Indikationen ist die kombinierte Anwendung mit Trägermaterialien, wie
Kollagenvlies, Fascie, lyophilisierter Dura oder Dacron-Materialien, sinnvoll.

Besonders zur Blutstillung bei Sickerblutungen empfiehlt sich das flächenhafte
Auftragen der Kleberkomponenten mittels Kollagenvlies [11, 24, 25]. Es ermöglicht
während der Verfestigung eine Tamponade und verhindert ein Wegschwemmen der
Komponenten. Beide Komponenten werden auf das Kollagenvlies aufgetragen und
dieses sofort auf die möglichst trockene Wundfläche appliziert. Um das Ankleben
von Instrumenten oder Handschuhen zu vermeiden, sollten diese vorher angefeuch-
tet werden.

Das Trägermaterial sollte bis zur weitgehenden Verfestigung des Fibrinklebers
mindestens 3–5 Minuten antamponiert werden.

Redl und Schlag [20] untersuchten Kollagenvliese und stellten folgende Anforderungen an Kollagenvliese, die mit Fibrinkleber angewandt werden:
1. gute Saugfähigkeit
2. Formbeständigkeit im nassen Zustand
3. Leichte Handbarkeit
4. gute Gewebeverträglichkeit

Stemberger et al. [35] berichten, daß für die hohe Festigkeit der mit Fibrin geklebten Kollagenschwämme, die bis zu 300 pond pro cm² betragen kann, primär Kollagen-
Fibrin-Wechselwirkungen verantwortlich sein dürften.

Untersuchungen zeigen die hohe Wirksamkeit der Kombination Kollagenvlies und
Fibrinkleber auch bei Hämostasestörungen [30, 36].

Während Studien mit resorbierbaren Kollagenschwämmen und Fibrinkleber eine gute Gewebehaftung zeigen, werden Wundauflagen auf der Basis oxidierter Zellulose sowie Gelatine auch in Kombination mit dem Fibrinkleber leicht vom Blut durchtränkt und abgehoben [38].

Kombination des Fibrinklebers mit anderen Substanzen

Der Fibrinkleber wird als physiologische Matrix in Verbindung mit Spongiosa [2, 37] mit Hydroxylapatit [39, 44, 47] und mit Antibiotika [2, 5, 42, 46] verwendet. Der besondere Vorteil beim Fibrinantibiotikumverbund liegt in der verzögerten Freisetzung des Antibiotikums.

Um die genaue Lage des applizierten Fibrinklebers und den Verlauf der Resorption beobachten zu können kann er z. B. mit Barium [17] oder mit Metrizamide [22] vermengt werden. Spiegel [33] markierte das Fibrinogen mit ^{99}Tc. Verschiedene Autoren [20, 27] färben den Fibrinkleber mit Disulphinblau an.

Bei der Kombination des Fibrinklebers mit anderen Substanzen muß allerdings beachtet werden, daß sich Klebereigenschaften, wie z. B. Verfestigungsgeschwindigkeit, α-Ketten-Vernetzung oder die Elastizität verändern können.

Zusammenfassung

Spezielle, adäquate Applikationstechniken wie z. B. das Sprühverfahren oder die Anwendung mit dem Sprühkatheter haben weitere Anwendungsgebiete erschlossen. Die Kombination mit anderen Materialien wie z. B. Kollagenvlies, Dacron Patches, lyophilisierter Dura und Antibiotika, ist möglich. Dabei müssen Veränderungen der Klebeeigenschaften beachtet werden.

Bei der Applikation des Zweikomponenten Fibrinklebers Tissucol müssen Verfestigungsgeschwindigkeit, Durchmischung und Schichtdicke besonders beachtet werden. Ein möglichst trockener Wundgrund vor der Klebung und die belastungsfreie Adaptation über 3–5 Minuten nach der Applikation sind weitere Voraussetzungen für eine erfolgreiche Klebung und ungestörte Wundheilung.

Literatur

1. Brands W (1986) The Use of Fibrin Sealant in Organ Preserving and Transplantation Surgery of the Spleen in Children. In: Fibrin Sealant in Operative Medicine: General Surgery and Abdominal Surgery. Vol 6, G. Schlag, H. Redl (Hrsg) Springer Berlin Heidelberg, pp 109
2. Braun A (1986) Herstellung und Anwendung des Fibrin-Antibiotikum-Verbundes. In: Neue Techniken in der operativen Medizin, M. Reifferscheid (Hrsg) Springer Berlin Heidelberg, pp 98–106
3. Edinger D, Mühling J, Schröder F, Will CH, Heine WD (1982) Experimentelle Klebung von Vollhauttransplantaten. In: Fibrinkleber in Orthopädie und Traumatologie. 4. Heidelberger Orthopädie-Symposium, Georg Thieme Stuttgart New York, pp 210–217
4. Flicker M, Redl H, Zwick H (1986) Verschluß einer erworbenen ösophagobronchialen Fistel mit Fibrinkleber. In: Prax Klin Pneumol 40, pp 419
5. Goudarzi YM (1983) Klinische Erfahrungen mit einer Fibrin-Nebacetin-Spongiosaplombe zur Behandlung der chronischen Knocheninfektionen und als lokale Infektionsprophylaxe bei nicht infiziertem Knochenherd. In: Akt Traumatol 13, pp 205–209

6. Grabosch A (1986) Fibrin Sealant in the Treatment of Burn Wounds. In: Fibrin Sealant in Operative Medicine: Plastic Surgery Maxillofacial and Dental Surgery. Vol 4, G. Schlag, H. Redl (Hrsg) Springer Berlin Heidelberg, pp 110
7. Groitl H, Scheele J (1987) Initial Experience with the Endoscopic Application of Fibrin Tissue Adhesive in the upper gastro-intestinal tract. In: Surg Endosc 1, Heft 2
8. Habison G, Kaspar R, Redl H (1985) Fibrinklebung mit Sprühkathetern. In: Die Ellipse 5, pp 49
9. Heindl W, Pridun N (1986) Endoscopic Fibrin Pleurodesis in Complicated Pneumothorax. In: Fibrin Sealant in Operative Medicine: Thoracic Surgery – Cardiovascular Surgery. Vol 5, G. Schlag, H. Redl (Hrsg) Springer Berlin Heidelberg, pp 89
10. Heine WD, Edinger D, Braun A (1982) Wundheilung nach Fibrin-Klebung – Histopathologische Untersuchungen. In: Fibrinkleber in Orthopädie und Traumatologie. 4. Heidelberger Orthopädie-Symposium, Georg Thieme Stuttgart New York, pp 27–34
11. Henning K (1985) Nierenparenchymchirurgie mit Fibrinklebung. In: Fibrinklebung in der Urologie, H. Melchior (Hrsg) Springer Berlin Heidelberg New York Tokyo, pp 22–38
12. Jung M, Schlicker H, Manegold BC (1987) Therapeutische Endoskopie mit Fibrinkleber. In: Med Welt 38, pp 141
13. Knöringer P (1985) Perkutane Fibrinklebung bei subkutanen Liquorfisteln nach Operationen am Gehirn und Rückenmark. In: Zbl Neurochirurgie 46, pp 256–262
14. Kreuser ED, Seifried E, Harsch U, Brass B, Schreml W, Heimpel H (1985) Fibrinpleurodese bei malignen Pleuraergüssen. In: Dtsch med Wschr 110, pp 1365–1368
15. Kuderna H (1982) Fibrinklebung von Nervenanastomosen. In: Fibrinkleber in Orthopädie und Traumatologie. 4. Heidelberger Orthopädie-Symposium, Georg Thieme Stuttgart New York, pp 254–258
16. Lindner F, Elliott M, Holzer F (1980) Die Optimierung des Fibrinogen-Thrombin-Klebesystems. In: Wien klin Wschr Suppl 109, 92, pp 1–9
17. McCarthy PM, Frazee RC, Hughes RW, Beart RW (1987) Barium-Impregnated Fibrin Glue: Application to a Bleeding Duodenal Sinus. In: Mayo Clin Proc 62, pp 317–319
18. Pesch HJ, Scheele J (1984) Lokaler Fibrinkleberabbau im Tierexperiment – Histomorphologische Untersuchung. In: Fibrinklebung, J. Scheele (Hrsg) Springer Berlin Heidelberg, pp 38
19. Pflüger H (1986) Lysis and Absorption of Fibrin Sealant (Tissucol/Tisseel). In: Fibrin Sealant in Operative Medicine: Otorhinolaryngology. Vol 1, G. Schlag, H. Redl (Hrsg) Springer Berlin Heidelberg, pp 39
20. Redl H, Schlag G (1986) Fibrin Sealant and Its Modes of Application. In: Fibrin Sealant in Operative Medicine: Otorhinolaryngology. Vol 1, G. Schlag, H. Redl (Hrsg) Springer Berlin Heidelberg pp 13
21. Redl H, Schlag G (1986) Properties of Different Tissue Sealants with Special Emphasis on Fibrinogen-Based Preparations. In: Fibrin Sealant in Operative Medicine: Otorhinolaryngology. Vol 1, G. Schlag, H. Redl (Hrsg) Springer Berlin Heidelberg, pp 27
22. Richling B (1982) Homologous controlled-viscosity fibrin for endovascular embolization. Part I: Experimental development of the medium. In: Acta Neurochir 62, pp 159
23. Riedmiller H, Thüroff JW (1985) Harnröhrenfistelverschluß mit Peritonealpatch und Fibrinklebung. In: Fibrinklebung in der Urologie, H. Melchior (Hrsg) Springer Berlin Heidelberg New York Tokyo, pp 71–76
24. Roth H, Daum R, Bolkenius M (1982) Partielle Milzresektion mit Fibrinklebung – eine Alternative zur Splenektomie und Autotransplantation. In: Z Kinderchir 35, pp 153–158
25. Scheele J (1982b) Wundversorgung an parenchymatösen Oberbauchorganen mit Fibrinkleber und Kollagenvlies. In: Fibrinkleber in Orthopädie und Traumatologie. 4. Heidelberger Orthopädie-Symposium, Georg Thieme Stuttgart New York, pp 232–242
26. Scheele J, Pesch HJ (1982) Morphologische Aspekte des Fibrinkleberabbaues im Tierexperiment. In: Fibrinkleber in Orthopädie und Traumatologie. 4. Heidelberger Orthopädie-Symposium, Georg Thieme Stuttgart New York, pp 35–43
27. Schmitt W, Lux G (1986) Fibrinklebung von Ulcera nach endoskopischer Ösophagusvarizensklerosierung. In: Z Gastroenterol 24, pp 595
28. Seelich T, Redl H (1980) Theoretische Grundlagen des Fibrinklebers. In: Fibrinogen, Fibrin und Fibrinkleber, K. Schimpf (Hrsg) F. K. Schattauer Stuttgart New York, pp 199–208
29. Seelich T, Redl H (1984) Applikationstechniken. In: Fibrinklebung, J. Scheele, Springer Berlin Heidelberg New York Tokyo, pp 11–16

30. Siegle M, Türk R, Senekowitsch R, Schmalhl W, Brachmann F, Blümel G, Kriegel H (1981) Die Anwendung der Fibrinklebung in der Zahn-, Mund- und Kieferheilkunde. In: Mikrozirkulation und Prostaglandinstoffwechsel. Interaktion von Blutgerinnung und Fibrinolyse mit anderen proteolytischen Enzymsystemen. Neues über Fibrinogen, Fibrin und Fibrinkleber, F. K. Schattauer, Stuttgart New York, pp 323–328

31. Spängler HP (1976) Gewebeklebung und lokale Blutstillung mit Fibrinogen, Thrombin und Blutgerinnungsfaktor XIII. (Experimentelle Untersuchungen und klinische Erfahrungen). In: Wien klin Wschr, Suppl 49, 88, pp 1–18

32. Spehr CH (1985) Anwendung von Fibrinkleber bei plastisch rekonstruktiven Eingriffen am kindlichen Genitale. In: Fibrinklebung in der Urologie, H. Melchior (Hrsg) Springer Berlin Heidelberg, pp 65

33. Spiegel M, Benesch J, Siebenmann R (1986) Thorascoscopic Fibrin Pleurodesis in the Treatment of Spontaneous Pneumothorax. In: Fibrin Sealant in Operative Medicine: Thoracic Surgery – Cardiovascular Surgery. Vol 5, G. Schlag, H. Redl (Hrsg) Springer Berlin Heidelberg, pp 95

34. Staindl O (1986) The Use of Fibrin Sealant in Patients with Rhinophyma. In: Fibrin Sealant in Operative Medicine: Plastic Surgery Maxillofacial and Dental Surgery. Vol 4, G. Schlag, H. Redl (Hrsg) Springer Berlin Heidelberg, pp 63

35. Stemberger A, Fritsche HM, Primbs B, Blümel G (1987) Fibrinogenkonzentrate und Kollagenschwämme zur Gewebeklebung. In: Med Welt 29, pp 720

36. Stemberger A, Wriedt-Lübbe I, Fritsche HM, Jakob H, Blümel G (1980) Biochemische und physiologische Aspekte der Fibrinklebung. In: Fibrinogen, Fibrin und Fibrinkleber, K. Schimpf (Hrsg) F. K. Schattauer Stuttgart New York, pp 199–208

37. Stübinger B, Fritsche HM, Meyer-Busche G, Rupp N, Proschka GW, Blümel G (1982) Klinische Erfahrungen mit der „Spongiosa-Fibrinkleber-Plombe". In: Fibrinkleber in Orthopädie und Traumatologie. 4. Heidelberger Orthopädie-Symposium, Georg Thieme Stuttgart New York, pp 86–87

38. Tauber R, Stemberger A, Haas S, Hartung R, Blasini R, Wriedt-Lübbe I, Blümel G (1978) Studien über die Brauchbarkeit biogener Gewebekleber. 4. Symposium f Experim Urologie, Kassel

39. Voy ED, Seremet Z (1986) Clinical trial with a mixture of tricalciumphosphate and fibrinous paste as a bone substitute in parodontal defects (Tissucol-Immuno). In: Materiaux d'origine biologique et biomateriaux, Biomat, pp 95–99

40. Waclawiczek HW, Pimpl W (1986) Lymph Fistulae Following Lymph Node Dissections: Avoidance and Treatment by Use of Fibrin Sealing. In: Fibrin Sealant in Operative Medicine: General Surgery and Abdominal Surgery. Vol 6, G. Schlag, H. Redl (Hrsg) Springer Berlin Heidelberg, pp 180

41. Waclawiczek HW, Chemelizek F, Koller I (1987) Endoscopic Sealing of Infected Bronchus Stump Fistulae with fibrin following lung resections. Experimental and clinical experience. In: Surg Endosc 1, Heft 2

42. Wahlers TH, Haverich A (1986) Die Fibrinklebung und der Fibrinkleberantibiotikumverbund in der Herz- und Gefäßchirurgie. In: Neue Techniken in der operativen Medizin, M. Reifferscheid (Hrsg) Springer Berlin Heidelberg, pp 79

43. Wieding JU, Merten HA, Köstering H (1987) Applikation von Fibrinogen und Fibrin bei Störungen der primären Wundheilung. In: Med Welt 38, F. K. Schattauer, pp 581–587

44. Wullstein HL, Wullstein SR, Köster K, Heide J (1981) Human Biologic Tissue Adhesive and Ceramics in Surgical Reconstruction. In: Plastic and Reconstructive Surgery of the Head and Neck. The International Symposium. Vol 2, Rehabilitative Surgery 2, Grune und Stratton New York, pp 354–356

45. Zehle A, Welz A (1986) Fibrin Adhesive in Colorectal Surgery. In: Fibrin Sealant in Operative Medicine: General Surgery and Abdominal Surgery. Vol 6, G. Schlag, H. Redl (Hrsg) Springer Berlin Heidelberg, pp 159

46. Zilch H, Lambiris E (1986) The Sustained Release of Cefotaxim from a Fibrin-Cefotaxim Compound in Treatment of Osteitis. In: Arch Orthop Trauma Surg 106, pp 36–41

47. Zöllner C, Beck C, Heimke G (1983) Resorbierbare, poröse Trikalziumphosphat-Keramik in der Mittelohrchirurgie. Erste klinische Ergebnisse. In: Laryng Rhinol Otol 62, pp 270–275

Fibrinklebung in der Verbrennungschirurgie

Experimentelle Untersuchungen zur Fibrinklebung bei Verbrennungswunden

G. Blümel, R. Ascherl, K. Geissdörfer, G. Schäfer

Einleitung

Schwere Verbrennungen gehören zwar nicht zu den häufigen Verletzungsarten, Lokalbehandlung und systemische Therapie sind dafür umso komplizierter und problemträchtiger.

Das Spektrum von biologischen Materialien zur temporären oder endgültigen Deckung von Verbrennungswunden reicht von xenogenen, konservierten Hauttransplantaten bis hin zum "composite graft" aus kultivierten Epithelzellen und Kollagen [1, 3].

Cronkite et al. [2] haben als eine der ersten schon Mitte der 40er Jahre Gewebeklebungen mit Plasmafraktionen zur Unterstützung der Wund- und Transplantatheilung an der Haut durchgeführt. Spängler u. Mitarb. [4] berichten in ihren experimentellen Untersuchungen über die erfolgreiche Anwendung des Fibrinklebesystems Tissucol bei der Transplantation von Haut.

Fragestellung

Unsere Untersuchungen sollten zum einen den Einfluß des Fibrinklebesystems Tissucol auf die Heilung von Verbrennungswunden klären, zum anderen seine Wertigkeit bei unterschiedlichen, freien Hauttransplantationen überprüfen.

Experimentelles Modell, Material und Methoden

Experimentell induzieren wir einen standardisierten lokalen, thermischen Schaden an erwachsenen, männlichen Wistar-Ratten in allgemeiner Kurznarkose (Carfentanyl-Etomidate): Auf die rasierte Rückenhaut wird thorakolumbal ein erhitzter Metallstempel (110 °C) für 30 sec. unter leichtem, manuellem Druck aufgebracht. Das dadurch erzeugte, limitierte thermische Trauma entspricht etwa dem Verbrennungsgrad 3 (Abb. 1). 24 h später wird in Allgemeinnarkose (Ketamin-Xylazin) das nekrotische Hautareal im Gesunden mit einem Elektrotom bis zur Lumbalfascie exzidiert. Im Anschluß daran kommen die jeweiligen therapeutischen Methoden zur Anwendung. Die Beobachtungszeiten belaufen sich auf 9–14 Tage, die hier vorgestellten Versuche berücksichtigen folgende Zusatzmaßnahmen:

P. R. Zellner (Hrsg.)
Fibrinklebung in der Verbrennungschirurgie – Plastischen Chirurgie
© Springer-Verlag Berlin Heidelberg 1988

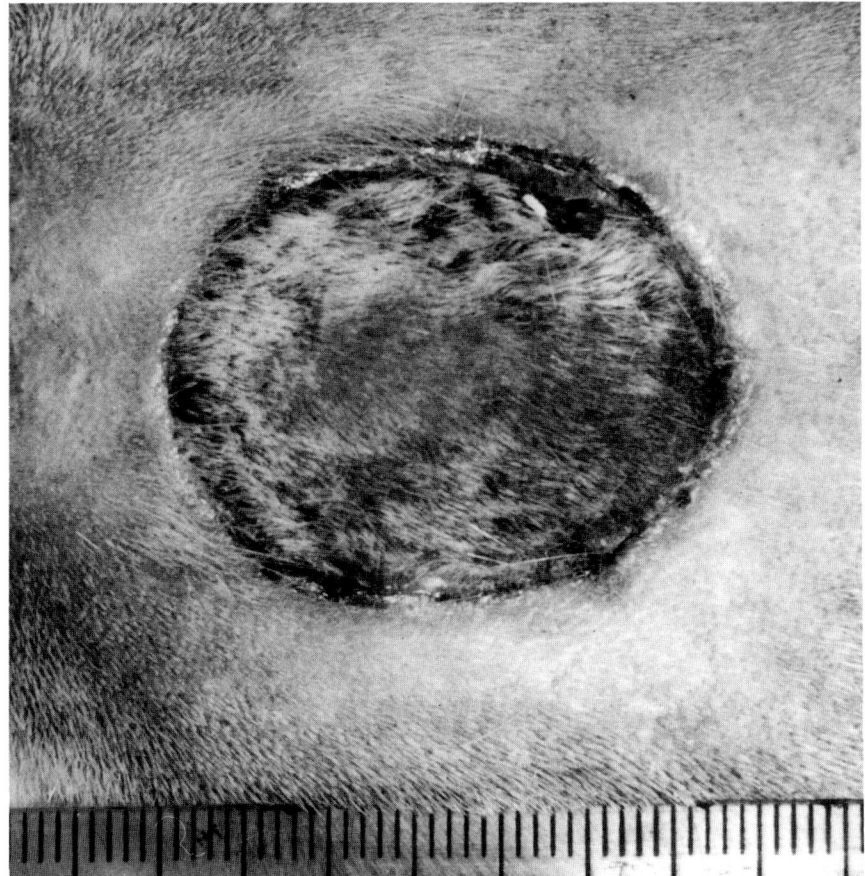

Abb. 1. Intravitalfärbung einer experimentellen Verbrennungswunde im Bereich des thorakolumbalen Übergangs beim narkotisierten Versuchstier

1. Fibrinklebesystem allein und
2. Fibrinklebung freier Hauttransplantate.

Bei der lokalen Anwendung des Fibrinklebesystems Tissucol wurden unterschiedliche Konzentrationen von Thrombin (4 und 3000 NIH/ml) und Aprotinin (300 und 3000 KIE/ml) untersucht. Als Kontrollen dienten exzidierte aber unbehandelte Verbrennungswunden, sowie frische Stanzwunden mit und ohne Applikation des Fibrinklebesystems. Die Klebung von Hauttransplantaten (Mesh-graft, Spalthaut, Reverdin) erfolgte unter Zusatz von 500 NIH Thrombin und 3000 KIE Aprotinin.

Als Parameter dienten mikroangiographische und mikromorphologische Untersuchungen sowie Planimetrie und Thermographie.

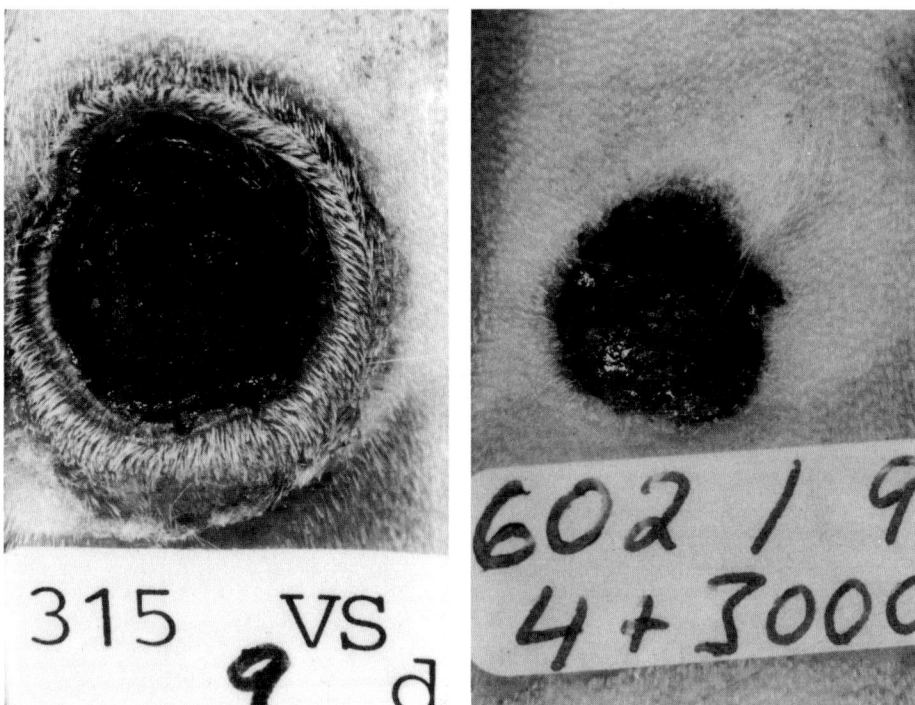

Abb. 2. Vergleich von unbehandelter (links) und „geklebter" Verbrennungswunde 9 Tage nach Nekrektomie

Ergebnisse

Bereits makroskopisch fällt bei den Verbrennungswunden, die *nur* mit dem *Fibrinklebesystem* behandelt wurden, eine deutliche Überlegenheit gegenüber den Kontrollen auf: Die Wundränder sind glatt, die Defektflächen bis zum 9. Tag deutlich kleiner geworden (Abb. 2). Bei den Kontrollen zeigt sich ein ausgeprägter Randwulst mit bleibender Wundfläche. Dieser zirkuläre Wall scheint Granulation und Epithelialisierung zu behindern. Bei den „geklebten" Verbrennungswunden stellt sich regelmäßig eine zentripetal fortschreitende Epithelschicht über dem Granulationsgewebe und unterhalb des „künstlichen" Schorfes ein.

In der statistischen Auswertung (Abb. 3) schneiden die mit der hohen Aprotinin- und niedrigen Thrombinkonzentration behandelten Verbrennungswunden am besten ab: Zum 9. Tag ist eine hochsignifikante Verkleinerung der Wundflächen feststellbar.

Über gleichsinnige Ergebnisse kann bei den Parametern Zellkonzentration und Dicke des Granulationsgewebes sowie Gehalt an kollagenen Fasern berichtet werden.

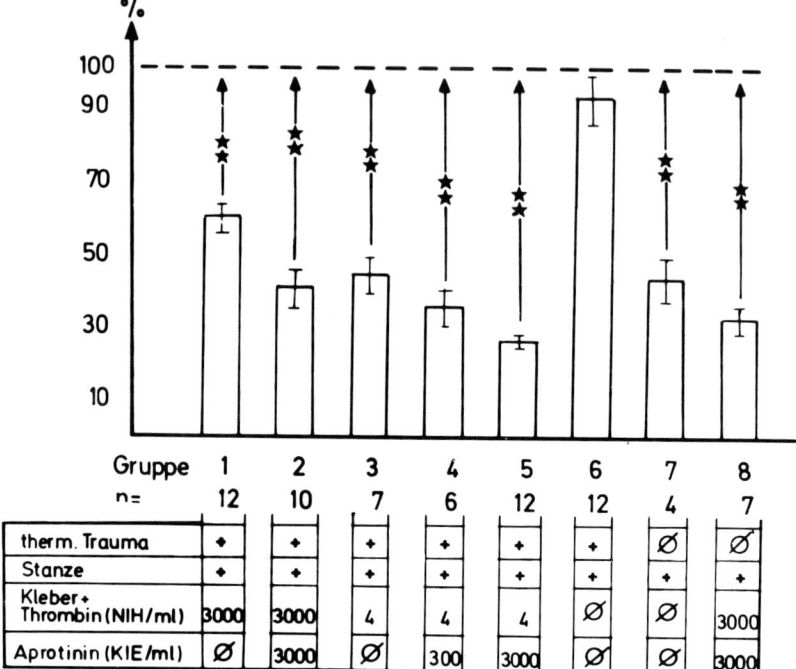

Abb. 3. Vergleich der Verkleinerung der Wundflächen nach Exzision der Nekrose und Fibrinklebung mit verschiedenen Konzentrationen von Thrombin und Aprotinin

Bedeutsam für die erfolgreiche Anwendung des Fibrinklebesystems bei *Hauttransplantaten* erscheint die Verwendung möglichst geringer Mengen: Die Unterfläche der Transplantate soll nur eben benetzt sein, überschüssiges Fibrin und auch Koagel müssen durch wiederholte manuelle Kompression besonders bei den Spalthauttransplantaten entfernt werden. Dies verhindert die Ausbildung einer Trennschicht. Die Reverdinläppchen wurden entsprechend der klinischen Situation nicht zusätzlich fixiert, bei den mesh-grafts wie auch den Spalthauttransplantaten erfolgten zusätzliche Situationsnähte.

In allen Versuchsgruppen ergab die *planimetrische Auswertung* der geheilten Transplantatflächen, also das Verhältnis zwischen epithelialisiertem Wundbereich und gestörter Heilung eine reproduzierbare Überlegenheit der zusätzlich geklebten Transplantate. *Thermographische Untersuchungen* der Spalthäute haben ebenfalls eine signifikante Erhöhung der Oberflächentemperatur aufzeigen können, die wir, wie aus Ergebnissen früherer Untersuchungen unseres Institutes bekannt, als verbesserte Anheilung werten dürfen (Abb. 4). Diese Temperaturunterschiede beruhen, wie die mikroangiographischen Untersuchungen belegen, eindeutig auf den vermehrten und rascheren Einsprossen von Gefäßen. Entzündliche Gefäßmuster waren bei den Versuchsgruppen deutlich seltener.

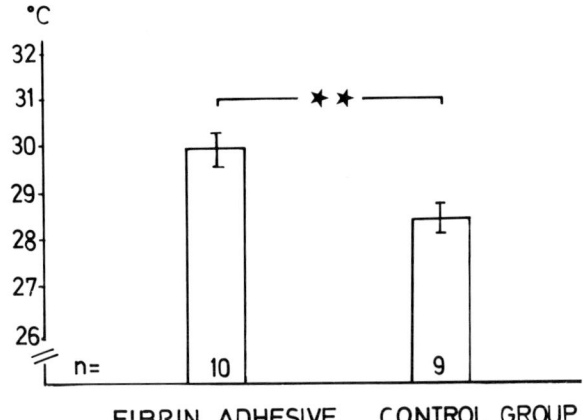

Abb. 4. Hochsignifikanter Unterschied in der Oberflächentemperatur von geklebten Hauttransplantaten (Spalthaut)

Am eindruckvollsten waren die makroskopischen und mikromorphologischen Befunde bei den *Reverdinläppchen:* Es heilen nach Applikation des Fibrinklebesystems nicht nur alle Läppchen ein, vielmehr werden auch die Lücken zwischen den Hautinseln bis zum 14. Tag vollständig epithelialisiert (Abb. 5). Extreme Heilungsstörungen fanden wir dagegen regelmäßig bei den nicht behandelten Kontrollgruppen.

Die histologischen Schnitte zeigen bei den Reverdintransplantaten nach Klebung stets ein mehrschichtiges, wieder verhornendes Plattenepithel. Die Hautahnungsgebilde sind deutlich erhalten (Abb. 5), während bei den Kontrollen vielfache Destruktionen zurückbleiben und das Granulationsgewebe unter einer zellarmen Nekroseschicht wenig zur Heilung beitragen kann. Die Epithelialisierung erfolgt nur durch zapfenförmige Reaktionen vom Wundrand aus.

Ein sehr reifes Epithel mit vollständiger Deckung weisen auch die geklebten meshgrafts auf. Das gesamte Wundareal ist reepithelialisiert: Mikromorphologisch findet sich nach Anwendung von Tissucol eine geschlossene Epitheldecke.

Zusammenfassung

Durch die vorliegenden Versuchsserien muß den Befunden von Teh [5] weitgehend widersprochen werden. Besonders bei Hauttransplantaten erweist sich das Fibrinklebesystem Tissucol gerade für die klinische Praxis als ausgesprochen vorteilhaft. Dies mag zum einen in der Leitschienenfunktion des Fibringerüstes für Granulationsgewebe und Epithel liegen, zum anderen und dies vor allem in der initialen Blutstillung im Bereich des Transplantatlagers sowie in der primären Fixation und Förderung der Revaskularisierung.

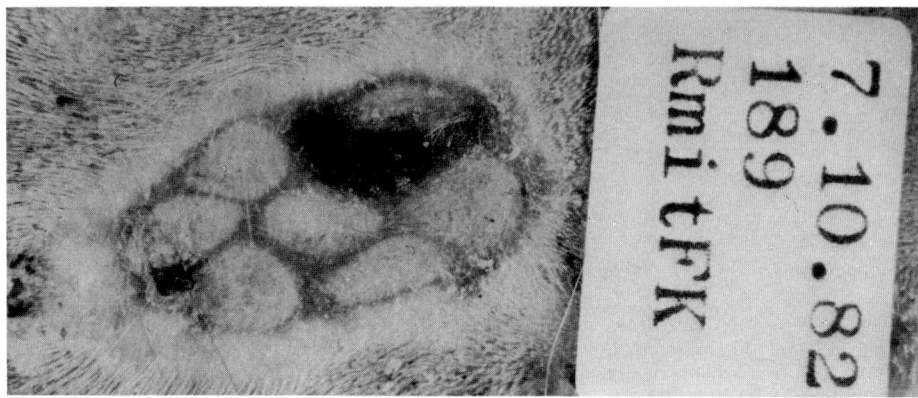

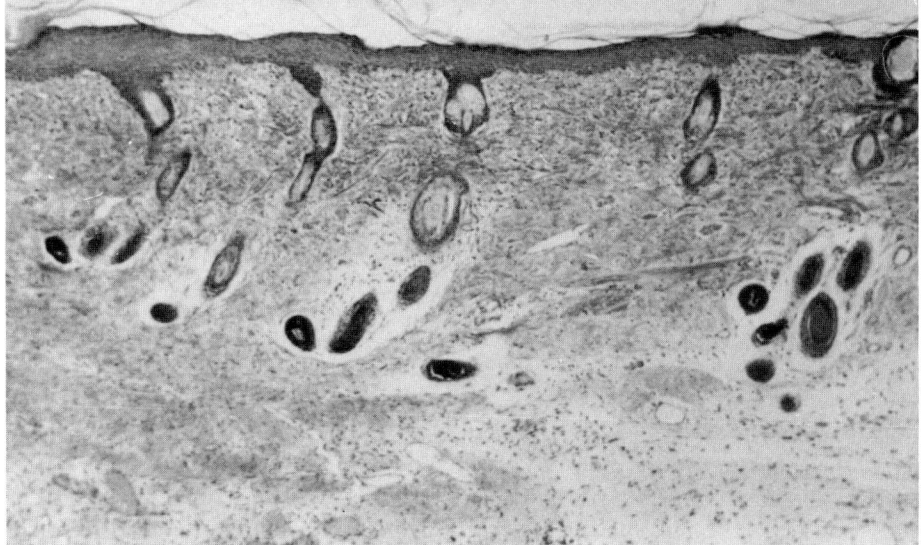

Abb. 5. Oben: Reverdinläppchen 14 Tage nach Klebung mit vollständiger Epithelialisierung und komplikationsfreiem Einheilen.
Unten: Erfolgreiches Einheilen eines geklebten Hauttransplantats (Elastica Ladewig, 19×)

Literatur

1. Burke JF, Yannas IV, Quinby WC, Bondoc CC, Jung WK (1981) Successful use of a physiologically acceptable artificial skin in the treatment of extensive burn injury. Ann Surg 194, 413–428
2. Cronkite EP, Lonzer EL, Deaver JM (1944) Use of thrombin and fibrinogen in skin. Jama 124, 976
3. Gallico GG, O'Connor NE, Compton CC, Kenkide O, Green H (1984) Permanent coverage of large burn wounds with autologous cultured human epithelium. N Engl J Med, 448–451
4. Spängler HP, Holle J, Braun F (1973) Gewebeklebung mit Fibrin, eine experimentelle Studie an der Rattenhaut. Wien klin Wochenschr 85, 827–829
5. Teh BT (1979) Why do skin grafts fail. Plast Reconstr Surg 63, 323–331

Flüssigkeits- und Eiweißbilanz bei III.-gradigen Verbrennungen

F. Bäumer, A. Bader, F. Keller, H. A. Henrich

Einleitung

Am verbrannten Patienten stellt die Flüssigkeits- und Feststoffbilanz hinsichtlich der Therapie und der resultierenden Prognose ein häufiges klinisches Problem dar. Die Klebung von Hauttransplantaten zur Abdeckung von Defekten bei III.-gradigen Brandwunden wird seit ihrer erstmaligen Anwendung [2, 1] für die lokale Therapie eingesetzt. Dabei steht bisher vornehmlich die mechanisch stabile Fixierung der Hauttransplantate im Vordergrund; außerdem soll eine beschleunigte Reepithelialisierung (Erhard et al. 1982) und ein Wundverschluß mit lokaler Blutstillung ohne Fremdkörperreaktionen bewirkt werden [3]. In Ergänzung hierzu wurden Untersuchungen auf die Wirkung der Fibrinklebung im Hinblick auf den Flüssigkeits- und Feststoffverluste aus großflächigen Brandwunden durchgeführt. Die zu analysierende Fibrinklebung der Haut sollte weniger zur mechanischen Fixation als vielmehr zur physiologischen Versiegelung der Wundfläche eingesetzt werden.

Methodik und Versuchsablauf

An weißen Wistar-Ratten beiderlei Geschlechts, bei einem Körpergewicht von 375 + 20 g, wurde in Ketanest – Rompun – Narkose (0,5 mg bzw 1 mg/100 g/kg) eine III.-gradige Verbrennung mittels Aluminiumstempel gesetzt. Der Stempel war rechteckig mit einer Kantenlänge von 4×3 cm, wurde auf 100 Grad C erhitzt und 12 Sekunden appliziert. Die Escharektomie wurde unter Berücksichtigung der zu erwartenden Nachbrennzone in einem Abstand von 3 mm vom Wundrand noch in der gleichen Narkose vorgenommen; die Gesamtwundfläche betrug ca. $30{,}1 \pm 0{,}2$ cm²; dies entsprach ca. 25% der Körperoberfläche der Versuchstiere. Die escharektomierten Brandwunden wurden mit Vollhauttransplantaten der gleichen Spezies gedeckt. Bei der Kontrollgruppe der Ratten erfolgte die Befestigung der Vollhauttransplantate durch mehrere Einzelknopfnähte, bei der Versuchsgruppe durch die Applikation von Fibrinkleber (Abb. 1). Der Fibrinkleber wurde mit einem Druck von 2,5 atü auf die Wundfläche aufgesprüht. Das homologe Transplantat wurde dann mit 4 Haltefäden an den Ecken adaptiert. Der anschließend angelegte zirkuläre Verband wurde dann bis zum Ende der Versuchsserie nach dem 4. Tag toleriert. Zur quantitativen Feststellung der Flüssigkeits- bzw. Feststoffverluste wurde den Tieren insgesamt 1,7 ml Blut aus der dauerkanülierten Carotis entnommen. Der Albumingehalt wurde nach der

P. R. Zellner (Hrsg.)
Fibrinklebung in der Verbrennungschirurgie – Plastischen Chirurgie
© Springer-Verlag Berlin Heidelberg 1988

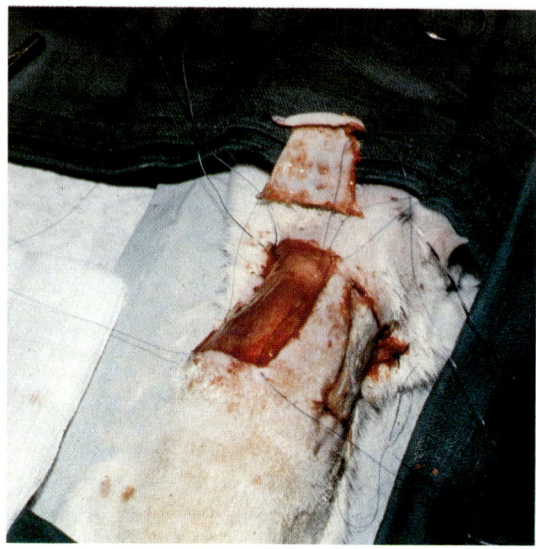

Abb. 1. Versuchstier nach Sofortescharektomie. Das homologe Transplantat ist zur Adaptation vorbereitet. Die Wundfläche wird erst mit Fibrinkleber (2.5 atü) besprüht. Der Duploject wird zur verstärkten Klebung an den Wundrändern benutzt

Bromkresyl-Methode (Photometrie 629 nm) bestimmt, der Fibrinogenspiegel wurde nach der Methode von Schnittger-Cross (Boehringer, Mannheim) mittels Häkchenmethode gemessen. Der Mikrohämatokrit wurde mittels Zentrifuge nach der Methode von Hawksley, das Blutvolumen wurde mittels mit der Evans-blue-Methode nach Hamilton (Zirkulationszeit 6 Min.) festgestellt.

Dem Versuchsablauf nach wurden die Messungen vor dem Setzen des Verbrennungstraumas (Kontrolle), 24 Stunden nach der Verbrennung, 2 Tage und 4 Tage danach vorgenommen. Der Versuchsablauf machte es erforderlich, daß für jeden Versuchstag eine eigene Versuchsgruppe genommen werden mußte.

Die Ergebnisse wurden als Mittelwerte ($\bar{x} + s\bar{x}$) aufgetragen. Zur Signifikanztestung wurde der nicht-parametrische Wilcoxon-Test angewendet.

Ergebnisse

Hinsichtlich der Feststoffbilanz wurden folgende Ergebnisse erzielt:

Wie Abb. 2 zeigt, wurde der intravasale Fibrinogengehalt von den beiden unterschiedlichen Behandlungsmethoden nicht beeinflußt. Der Anstieg am 1. und 2. Tag nach dem Verbrennungstrauma wird als eine allgemein entzündliche Reaktion aufgefaßt. Als repräsentativ für den intravasalen Eiweißgehalt wurde das Albumin bestimmt (Abb. 3). Unter Berücksichtigung des relativ kleinen Versuchstierkollektives ergab sich eine Tendenz eines etwas größeren intravasalen Albumingehaltes bei den Tieren mit Fibrin-geklebten Transplantaten (obere Kurve in Abb. 3) im Vergleich zu den nahtfixierten. Lediglich bei den Fibrin-geklebten Tieren war am 4. Tag nach der Verbrennung die Normalisierung des Albuminspiegels eingetreten, während bei den nahtfixierten Tieren noch der Albumingehalt signifikant erniedrigt war.

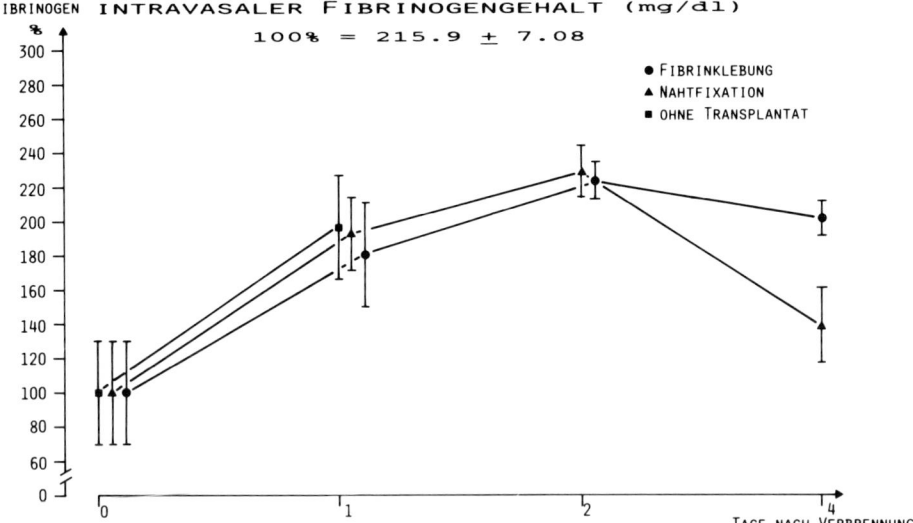

Abb. 2. Zeitabhängige Änderung des intravasalen Fibrinogengehaltes bei Fibrinklebung, Nahtfixation eines homologen Vollhauttransplantates. Zusätzliche Gruppe ohne Transplantatabdeckung. $\overline{x}$ + $\overline{sx}$. Gesamtzahl der verwendeten Tiere 45. Der Anstieg des Fibringehaltes 1 und 2 Tage nach der Verbrennung ist entzündungsbedingt. Der Unterschied am 4. Tag ist signifikant (p < 0.001)

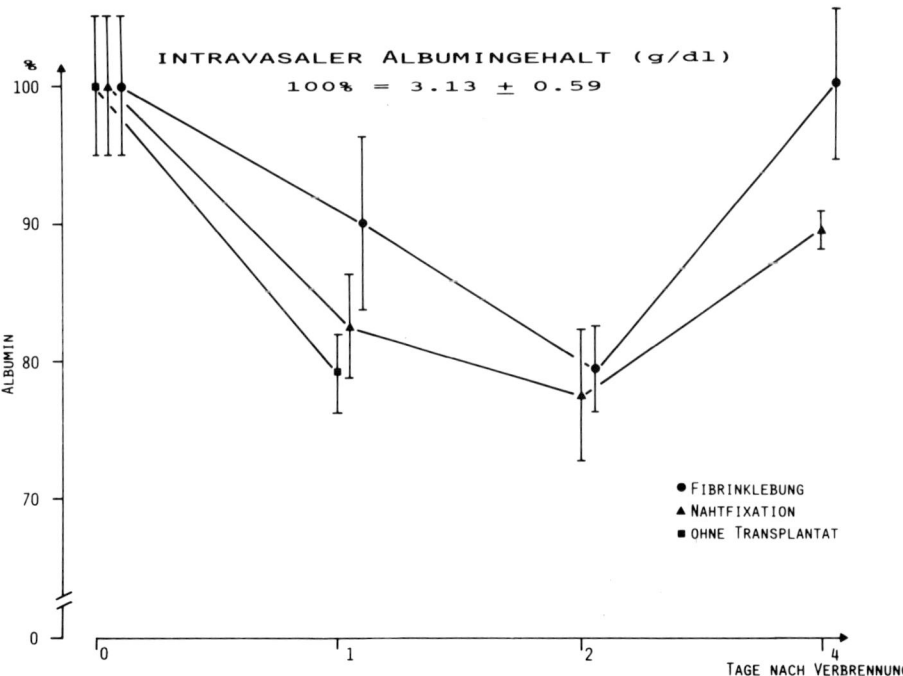

Abb. 3. Zeitabhängige Veränderung des intravasalen Albumingehaltes. Die Abnahme des Albumingehaltes ist in der Tendenz bei Fibrin-geklebten Tieren geringer ausgeprägt. Am 4. Tag nach der Verbrennung wird bei Fibrinklebung der Normalwert erreicht

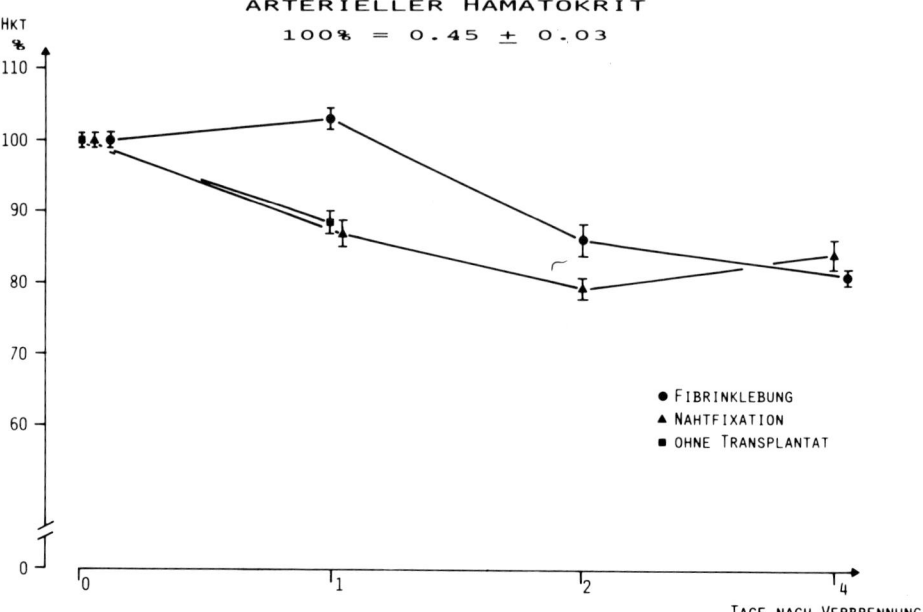

Abb. 4. Arterieller Hämatokrit im Verlauf nach dem Verbrennungstrauma. Nach Fibrinkleber-Applikation bleibt in der Akutphase der Hämatokrit stabil im Unterschied zur Nahtfixation bzw. zur gänzlich fehlenden Deckung (p mindestens < 0.001). Die Abnahme am 2. und 4. Tag ist bei beiden Vergleichsgruppen durch Rückresorption bedingt

Zur Beurteilung der Flüssigkeitsbilanz wurde der arterielle Hämatokrit und das Gesamtblutvolumen gemessen. Wie Abb. 4 deutlich zeigt, bleibt der Hämatokrit in der Akutphase, also am 1. Tag nach dem Verbrennungstrauma, bei den fibringekleb-ten Tieren im Normalbereich, während er bei den lediglich nahtfixierten und denen ohne jede Transplantatabdeckung signifikant von 0.45 auf Werte um 0.39 abfiel. Der Hämatokritabfall am 2. bis 4. Tag wird interpretiert als Folge einer vermehrten Rückresorption von extravasaler Flüssigkeit oder er dürfte Ausdruck der Abdich-tungsfunktion der Transplantate sein, wobei am 2. Tag die Fibrin-Klebung noch immer signifikant günstiger sich auswirkte als die bloße Nahtfixation (p < 0.01).

Die deutlichsten Unterschiede ergaben sich jedoch bezüglich des intravasalen Blutvolumens, das nach der Indikatorverdünnungsmethode bestimmt wurde. 24 Stunden nach dem Verbrennungstrauma war bei den Fibrin-geklebten Tieren das Blutvolumen nicht signifikant abgesunken (Abb. 5), wohingegen es bei den lediglich nahtfixierten auf unter 75% abfiel. Die kleine Zusatzserie von Ratten ohne Trans-plantatabdeckung ergab erwartungsgemäß noch ungünstigere Werte im Sinne eines Blutvolumenverlustes. Diese Tiere verloren im Durchschnitt bis zu 11 ml bei einem Gesamtvolumen von ca. 30 ml. Bei Anwendung der Fibrinklebung konnte der Blut-verlust auf 2.5 ± 1 ml begrenzt werden, während die Tiere mit einer Nahtfixation des Transplantates sogar 6,01 ± 1,35 ml des Blutvolumens von ca. 30 ml verloren. Der

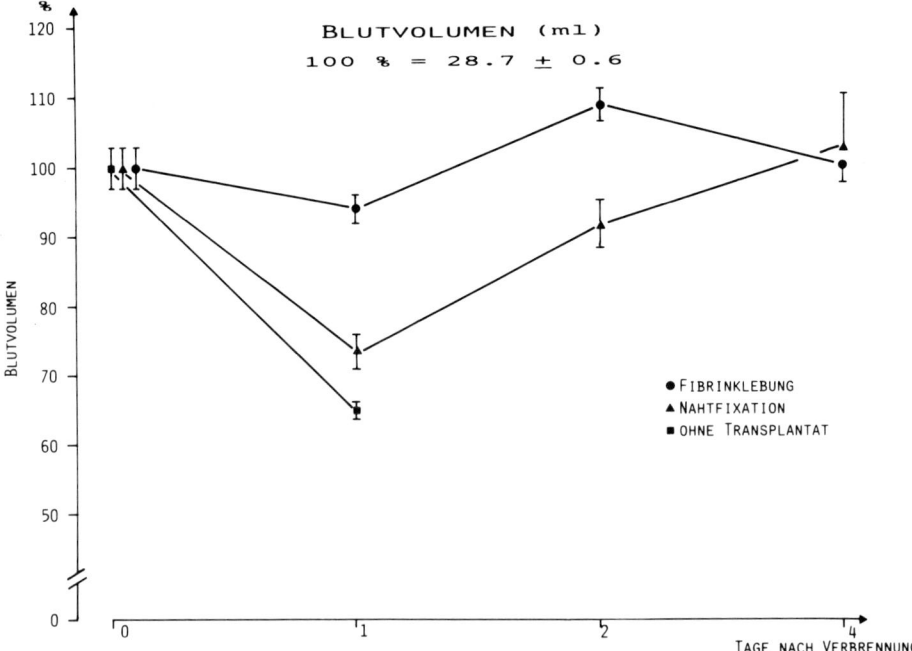

Abb. 5. Zeitverlauf des Blutvolumens nach Verbrennungstrauma. Lediglich bei den nahtfixierten Transplantaten kommt es am 1. und 2. Tag zu einer hypovolämischen Situation. Die Unterschiede am 1. und 2. Tag nach Verbrennung sind hochsignifikant (p mindestens < 0.001)

Anstieg des Blutvolumens in beiden Versuchsgruppen am 2. Tag nach der Verbrennung wird auf eine verstärkte Flüssigkeitsrückresorption zurückgeführt. Nach Auslaufen der akuten Schockphase erreichten sowohl die Tiere mit Fibrinklebung als auch die mit nahtfixierten Transplantaten annähernd normale Ausgangswerte.

Diskussion

Wie die Ergebnisse zeigen, verhindert die sachgemäße Fibrinklebung offensichtlich den Verlust von Feststoffen aus der Verbrennungswunde deutlich, den Flüssigkeitsverlust jedoch hochsignifikant im Vergleich zur lediglich nahtfixierten Transplantatdeckung der Brandwunde. Die Übertragbarkeit dieser Ergebnisse auf die klinische Situation kann um so mehr angenommen werden, als die Verdunstung von salzfreiem Wasser aus der Verbrennungswunde eine konstante Größe ist, die auf die Ausdehnung der Wundfläche bezogen ist. Bei einer bei einem Patienten angenommenen Verdunstung von ca. 150 ml/m² und Stunde würde dies bei dem vorliegenden Versuchstiermodell einem Verlust von ca. 11 ml in 24 Stunden entsprechen. Dies stimmt mit den Ergebnissen bei den Tieren ohne Transplantatabdeckung (Abb. 5) und in fast gleicher Größenordnung bei den Tieren mit lediglich nahtfixierten Transplantaten gut überein. Unter der Voraussetzung, daß der Flüssigkeitsverlust aus der Brand-wunde durch eine gesteigerte, transvaskuläre Permeabilität als auch durch eine verstärkte Verdunstung aus der Verbrennungswunde zustandekommt, kann geschlossen werden, daß mindestens die Flüssigkeitsverluste durch Evaporation durch die Applikation von Fibrinkleber signifikant niedrig gehalten werden können. Die vorliegenden Untersuchungen erlauben jedoch nicht eine anteilige Beurteilung der Flüssigkeitsverluste. Nachdem aber bereits am 2. Tag das Blutvolumen unter beiden Versuchsbedingungen wieder anstieg, kann geschlossen werden, daß die Permeabilität durch die gesteigerte Extravasation im Sinne einer gesteigerten Rück-resorption umgekehrt worden ist. Der weitere Abfall des Albumingehaltes bei beiden Versuchstiergruppen wird am 2. Tag nach dem Verbrennungstrauma offensichtlich relativ verstärkt durch die gesteigerte Rückresorption von extravasaler Flüssigkeit. Übereinstimmend mit klinischen Beobachtungen zeigt sowohl die Feststoff-, als auch die Flüssigkeitsbilanz eine deutliche Tendenz zur Normalisierung 4 Tage nach dem Verbrennungstrauma. Die Fibrinklebung der Transplantate zur Abdeckung der Brandwunden stellt mithin eine deutlich positive Maßnahme zur Minderung dieser Entgleisungen in der Akutphase nach dem Verbrennungstrauma dar. Zur weiteren Stützung der Methode der Fibrinklebung sei darauf hingewiesen, daß nach Thornton und Mitarbeitern (1977) diese einen an sich physiologischen Vorgang der spontanen Transplantatfixation durch Fibrinausschwitzung darstellt.

Literatur

1. Cronkite EP, Lozner EL, Deaver JM (1944) Use of thrombine and fibrinogen in skin grafting. Jama 124, 976
2. Michael G, Abbott W (1943) The use of human fibrinogen in reconstructive surgery. Jama 123, 279
3. Stemberger A, Blümel G (1984) Theoretische Aspekte der Fibrinklebetechnik. In: Schele J (Hrsg) Fibrinklebung. Springer, Berlin Heidelberg New York Tokio
4. Thornton JW, Tavis MJ, Harney JH, Pirble H, Bartlett RH, Woodroof EA (1977) Graft adha-erence to wound surfaces: Collagen-, Fibrin-Interaktions. Burns 4, 23
5. Zellweger G (1985) Die Behandlung der Verbrennungen. Deutscher Ärzteverl, Köln
6. Zellner PR (1977) Intensivbehandlung von Verbrennungen. Med Klin 72, 731

Fibrinklebung zur Versorgung von Brandwunden – Klinische und histologische Untersuchungen

A. Grabosch, A. Fisseler-Eckhoff

Einleitung

Beim ausgedehnt Brandverletzten steht heute die Infektion über die Wundfläche mit ihren möglichen Komplikationen wie Bakteriämie und Sepsis als Problem im Mittelpunkt, wenn man von spezifischen Verletzungen wie etwa dem Inhalationstrauma absieht. Trotz Isolation der Patienten und chemotherapeutischer Maßnahmen kann letztendlich nur der schnellstmögliche Verschluß der Wundflächen den definitiven Schutz vor der bakteriellen Infektion sicherstellen. Die zentrale Therapie Brandverletzter besteht in der Abtragung der Nekrosen und der Defektdeckung mit autologer Spalthaut. Es wurden vielfältigste Anstrengungen unternommen, um die Ergebnisse der Transplantation zu verbessern. Doch trotz korrekter Wahl des Transplantationszeitpunktes – bei Vorliegen oder nach Schaffung eines gut durchbluteten, möglichst wenig kontaminierten Wundgrundes ohne Restnekrosen –, trotz sorgfältigster Transplantationstechnik und trotz entsprechender Nachsorge konnte nicht verhindert werden, daß immer wieder Anteile der transplantierten Spalthaut zugrundegehen.

Um zu verstehen, wie gefährdet die Transplantate sind, muß man sich vergegenwärtigen, daß die nur locker aufgelegte Spalthaut zunächst vom Wundgrund her durch Diffusion ernährt wird. Entsprechende Untersuchungen hat u. a. Converse 1969 veröffentlicht. Etwa 3 Tage später sprossen dann erste Gefäße ins Transplantat. Aber auch diese Gefäßanschlüsse, die für die weitere Einheilung ausschlaggebend sind, können in den ersten Tagen, im wesentlichen durch mechanische Faktoren bedingt, noch zerstört werden.

Eine starke Exsudation, typisch für infizierte Wundflächen, oder Hämatombildungen nach unzureichender Blutstillung, sowie Verbände und Bewegungen der Gelenke schädigen durch Scherwirkung die Haftung der Transplantate. Die postoperative Anwendung diverser Folien, unterschiedlichste Verbandtechniken oder das punktuelle Annähen der Transplantate lösten diese Schwierigkeiten nicht.

Vor dem Hintergrund dieser Überlegungen und basierend auf den Ergebnissen anderer operativer Disziplinen wurden Erfahrungen mit der Fixierung von Spalthauttransplantaten mit Fibrinkleber bei der operativen Versorgung Brandverletzter seit Oktober 1984 gesammelt. Tabelle 1 skizziert die historische Entwicklung, die zur Anwendung der Fibrinklebung beim Brandverletzten führte. Nachdem Staindl über erste klinische Ergebnisse bei der Fibrinfixation von Hauttransplantaten im nicht infizierten Bereich berichtet hatte, wiesen 1979 Frey und Mitarbeiter sowie 1980 Rendl und Mitarbeiter nach, daß auch im infizierten Hautareal geklebt werden kann.

P. R. Zellner (Hrsg.)
Fibrinklebung in der Verbrennungschirurgie – Plastischen Chirurgie
© Springer-Verlag Berlin Heidelberg 1988

Tabelle 1. Entwicklung der Hauttransplantatklebung mit Fibrin

1944	Cronkite et al.	erste Hauttransplantatklebung
	Tidrick et al.	mit Fibrinogen und Thrombin
1948	Laki, Lorand	Entdeckung des fibrinstabilisierenden Faktors XIII
1961	Loewy et al.	Reindarstellung des Faktors XIII
1970	Matras	experimentelle Untersuchungen
1972	Matras et al.	Einsatz von Fibrinogen-Kryopräzipitat
1973	Spängler et al.	experimentelle Untersuchungen
1975	Braun et al.	experimentelle Untersuchungen
1979	Frey et al.	Fibrinklebung bei aufgeschobener Hauttransplantation
1980	Rendl et al.	Fibrinklebung bei Ulcus cruris

Wir wollten daraufhin sehen, ob auch die Transplantatklebung auf dem wohl problematischsten Hautdefekt, der ausgedehnten Brandwunde, möglich und vorteilhaft ist.

Die Wunden finden sich nahezu ausschließlich bakteriell kontaminiert. Die Patienten weisen häufig Koagulopathien und daraus resultierende Hämatombildungen im Rahmen ihrer Verbrennungskrankheit auf. Ferner macht die postoperativ notwendige Intensivtherapie des schwer Brandverletzten eine komplette Immobilisierung der transplantierten Areale oft unmöglich.

Material und Methode

Seit Oktober 1984 wurden in weit über 100 Fällen bei Patienten im Alter zwischen 1 und 77 Jahren Spalthauttransplantate geklebt. Alle Patienten hatten zweit- oder drittgradige Verbrennungen oder Verbrühungen von 1–72% der Körperoberfläche. Nach Stabilisierung des Allgemeinzustandes und deutlicher Demarkierung der verbrannten Hautareale führten wir die operative Entfernung der Nekrosen durch. Die anschließende Transplantation wurde während der gleichen operativen Sitzung oder wenige Stunden postoperativ durchgeführt. Wir transplantierten sowohl Gitter- als auch Spalthauttransplantate, die in ihrer Kontinuität erhalten waren.

Zur Klebung wurde der Zwei-Komponenten-Fibrinkleber Tissucol (Immuno AG, Wien) eingesetzt, wobei wir uns für die tiefgefrorene Fibrinogen-Komponente entschieden.

Tabelle 2 zeigt die Zusammensetzung der einzelnen Komponenten. Die hohe Aprotininkonzentration wurde gewählt, um der hohen fibrinolytischen Aktivität des

Tabelle 2. 2-Komponenten-Fibrinklebesystem

I. Komponente	II. Komponente
Humanes Fibrinogen-Kryopräzipitat 90 mg/ml Faktor XIII Fibronectin Plasminogen	Kalziumchlorid-lösung mit Aprotinin 3000 KIE Thrombin 4 IE/ml

Tissucol, Fa. Immuno, Wien

infizierten Transplantatbettes Rechnung zu tragen. Zur Frage des Fibrinolyseinhibitorzusatzes bei der Fibrinklebung haben Haas und Mitarbeiter experimentelle Arbeiten vorgelegt. Auch Heine und Edinger betonten die Relevanz der ortsspezifischen fibrinolytischen Aktivität. Die niedrige Thrombinkonzentration von 4 E/ml wurde gewählt, da nur so, wie Seelich und Redl zeigen konnten, eine vollkommene Mischung beider Komponenten zur Ausbildung homogener Clots maximaler Festigkeit zu erreichen ist. Da wir den Fibrinkleber bei den durch uns operierten Patienten durch die Spraytechnik aufbrachten, konnte auch aus diesem Grunde die Entscheidung nur zugunsten einer niedrigen Thrombinkonzentration fallen.

Die Abbildungen 1–3 demonstrieren die Transplantationstechnik. Zunächst wurde ein möglichst optimales Transplantatlager durch tangentiale oder tiefe Exzision der Nekrose und sorgfältige Blutstillung gebildet. Dann wurden die zuvor auf Fettgaze aufgebrachten Transplantate aufgelegt. Ein Assistent hebt diese Transplantate dann noch einmal an, während der Operateur den Fibrinkleber appliziert. Eine weitere Möglichkeit besteht darin, nach Schaffung des Wundgrundes zunächst den Fibrinkleber aufzusprühen und dann sukzessive die Transplantate aufzulegen.

Größten Wert muß darauf gelegt werden, einen sehr dünnen, gleichmäßigen Fibrinfilm zu applizieren, um keine dicke Diffusionsbarriere unter dem Spalthauttransplantat zu schaffen. Hierzu benutzt man die Zerstäubung der beiden Kleberkomponenten mittels gefilterter Preßluft aus ca. 10 cm Entfernung mit dem Tissomaten (Abb. 4). Nach Entfernung der Fettgaze wurden die Transplantate noch einmal mit einem Tupfer angedrückt. Die Transplantate wurden dann für etwa 72 Stunden mit Ringer-Lösung feucht gehalten.

Ergebnisse

Klinische Ergebnisse

Die klinischen Erfahrungen lassen sich folgendermaßen zusammenfassen:
1. Es hat sich zunächst gezeigt, daß der aufgesprühte Fibrinkleber keine Diffusionsbarriere unter dem Transplantat schafft. Transplantatverluste aufgrund der Klebung waren nicht feststellbar.
2. Es wurden deutlich weniger Hämatombildungen unter den geklebt transplantierten Arealen beobachtet.
3. Die Infektrate war nicht erhöht.
4. Die Bewegungsübungen nach Hauttransplantationen über Gelenken konnten nach Klebung früher aufgenommen werden.
5. Es wurden in keinem Fall lokale Nebenwirkungen gesehen.
6. Im Beobachtungszeitraum wurde keine klinisch manifeste Hepatitis beobachtet.

Für die Fibrinklebung von Spalthauttransplantaten bei Brandverletzten bestehen folgende Indikationen:
1. Transplantation über Regionen, die durch Bewegungen mechanisch stark beansprucht werden (Gesicht, Gelenke, Hände)
2. Transplantate, die aus kosmetischen Gründen nicht zu Gittertransplantaten aufgearbeitet werden (z. B. am Hals, im Gesicht)

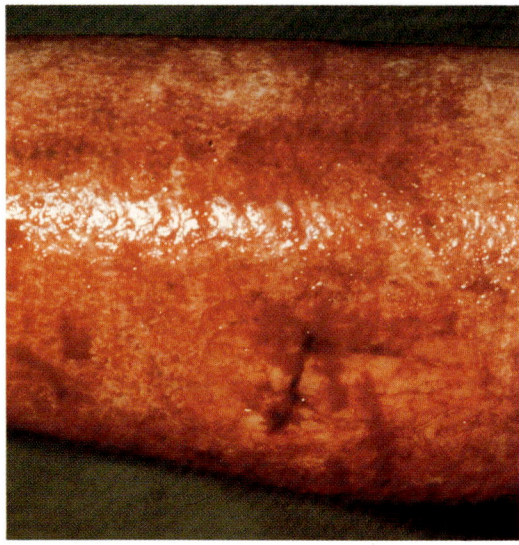

Abb. 1. Vorbereiteter Wundgrund

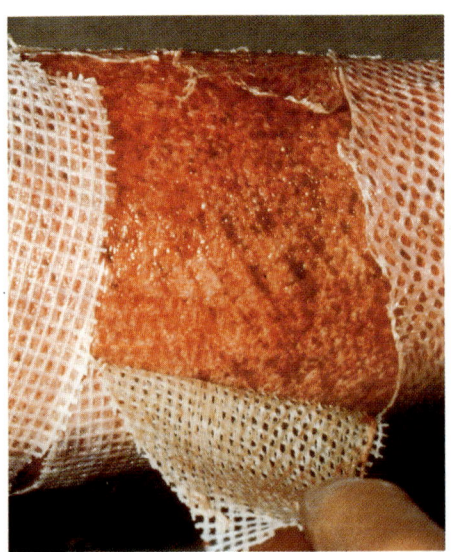

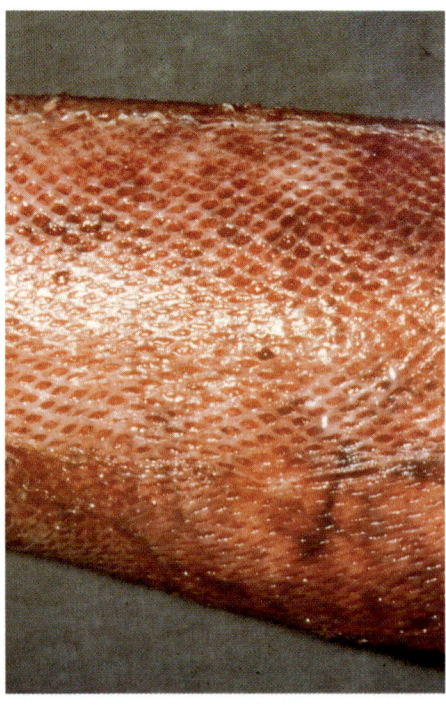

Abb. 2. Aufbringen des Fibrinklebers nach Einpassen der Transplantate

Abb. 3. Transplantate nach Entfernung der Fettgaze

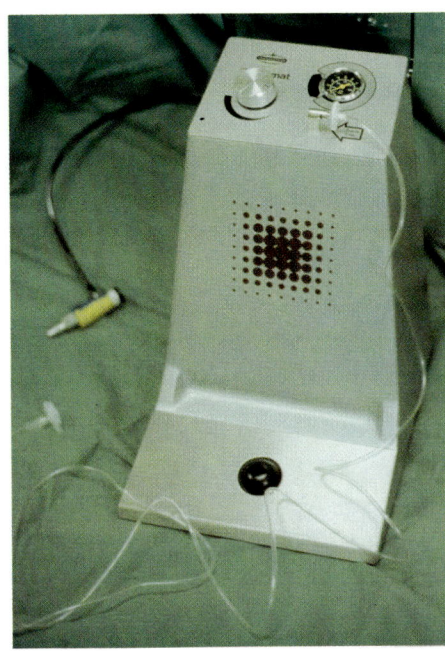

Abb. 4. Tissomat zur Versprühung des Fibrinklebers

3. Transplantationen bei Kindern
4. Gittertransplantate auf Wundflächen, die besonders blutungs- und infektgefährdet sind
5. Ausgedehnte Transplantationen zur Vermeidung von Transplantatverlusten

Die Abbildungen 5 und 6 zeigen beispielhaft die Ergebnisse nach Transplantatklebung im Handgelenksbereich sowie im Gesicht.

Histologische Untersuchungsergebnisse

Trotz des heute gängigen klinischen Einsatzes des Fibrinklebers bei der Nervenklebung, im Hals-, Nasen- und Ohrenbereich, bei Organtransplantationen und Parenchymverletzungen, ist die Bedeutung und die Wirkung des Fibrinkleber für die Wundheilung noch umstritten. Zur Objektivierung, ob der Einsatz dieses Therapeutikums bei der Behandlung von Brandverletzten im Einzelfall von Vorteil ist und zur Stützung der klinischen Untersuchungsergebnisse, wurden histologische Untersuchungen an geklebten und nichtgeklebten Hautbiopsien durchgeführt. Diese Hautbiopsien wurden mit Einwilligung der Patienten im Rahmen weiterer notwendiger Operationen in unterschiedlichem Zeitintervall zur Erstoperation entnommen und im Institut für Pathologie der Berufsgenossenschaftlichen Krankenanstalten Bergmannsheil Bochum untersucht. Die Aufarbeitung der Biopsien erfolgte nach der Paraffin-Methodik in Stufenschnitten routinemäßig mit den folgenden Färbungen: Haematoxylin-Eosin als Standardfärbung, Elastica van Gieson-Färbung, Goldner,

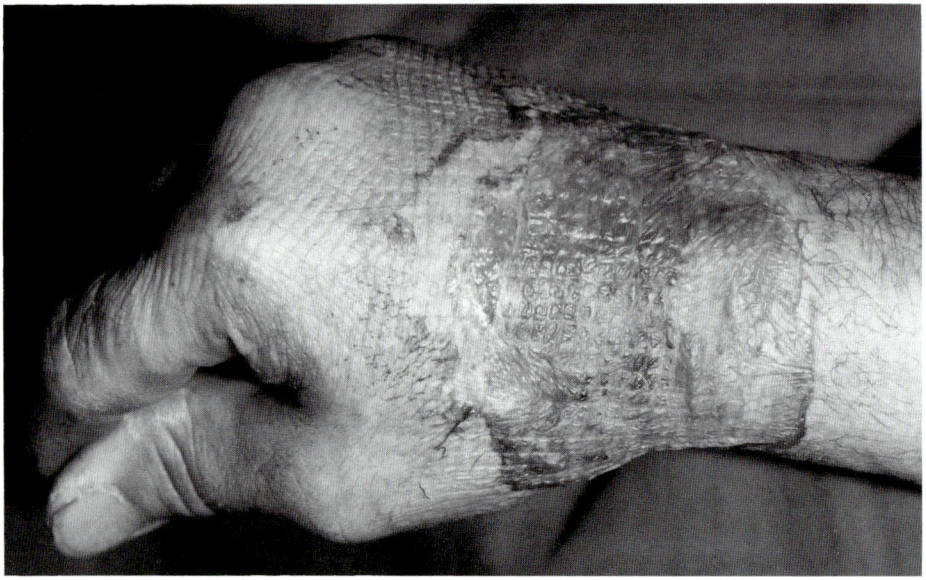

Abb. 5. Eingeheilte Spalthaut am Handgelenk nach Klebung

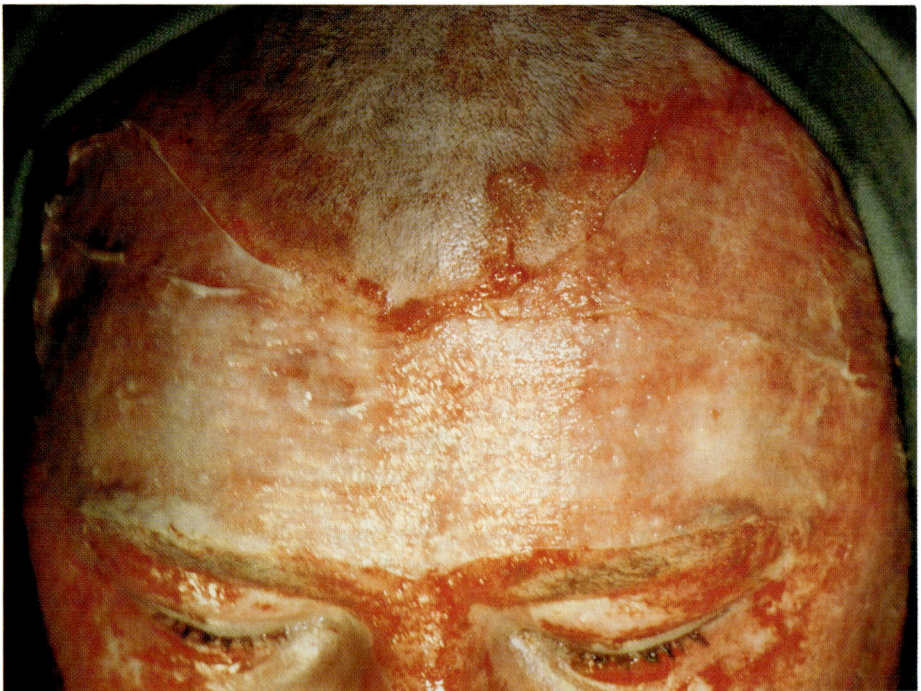

Abb. 6. Spalthaut über der Stirn, intraoperativ nach Klebung

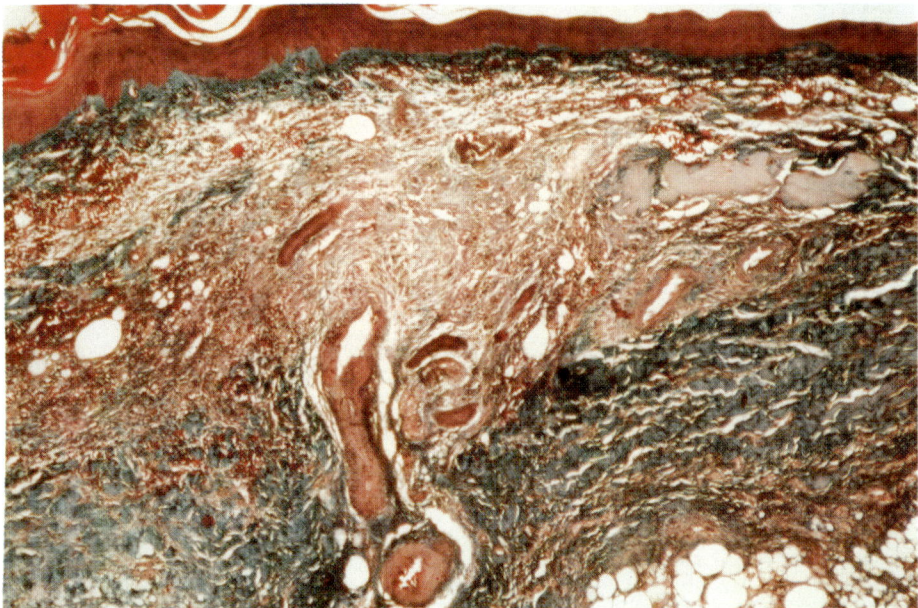

Abb. 7. Spalthauttransplantat 5 Tage nach Fibrinklebung mit Ausbildung eines kräftigen Granulationsgewebes (Goldner-Färbung, 50×)

Ladewig und Eisenreaktion. Zur Darstellung der Fibrinkomponenten wurde die Martius-Scarlett-Blue-Färbung nach Lendrum eingesetzt.

An den bisher untersuchten 23 geklebten und 13 nichtgeklebten Hautbiopsien konnte gezeigt werden, daß bei den geklebten Präparaten bereits am 5. Tage eine anfänglich noch lockere, mit fortschreitender Faserproliferation jedoch an Festigkeit gewinnende Verbindung zwischen dem Transplantat und der Empfängerhaut vorliegt. Im Bereich der Transplantationszone findet sich ein kräftiges zellreiches Granulationsgewebe mit Fibroblastenproliferation und Kapillareinsprossung. Im Randbereich liegen hier diskrete Einblutungen vor (Abb. 7).

Im Bereich der Transplantationszone konnten bandförmig angeordnete Reste von Fibrin nachgewiesen werden. Diese Fibrinreste konnten in der Lendrum-Färbung mit der Interferenzmikroskopie als grobgekörnter, bläulicher filmartiger Saum zwischen Transplantat und Empfängerhaut dargestellt werden (Abb. 8).

Diese bandförmigen grobkörnigen Strukturen konnten dem Fibrinkleber zugeordnet werden. Die Abb. 9 zeigt ein nicht mit Fibrinkleber fixiertes Spalthauttransplantat am 8. postoperativen Tag. Unter der gut erhaltenen Epidermis sieht man hier ein junges Granulationsgewebe mit Fibroblastenproliferation und Kapillareinsprossungen. Hier sind diskrete Einblutungen und Entzündungszeichen nachweisbar.

Am 12. postoperativen Tag nach Fibrinklebung liegt eine der normalen Haut nahezu entsprechende Situation vor. Es besteht eine feste Verbindung zwischen dem Spalthauttransplantat und der Empfängerhaut. Auch die ursprüngliche Transplanta-

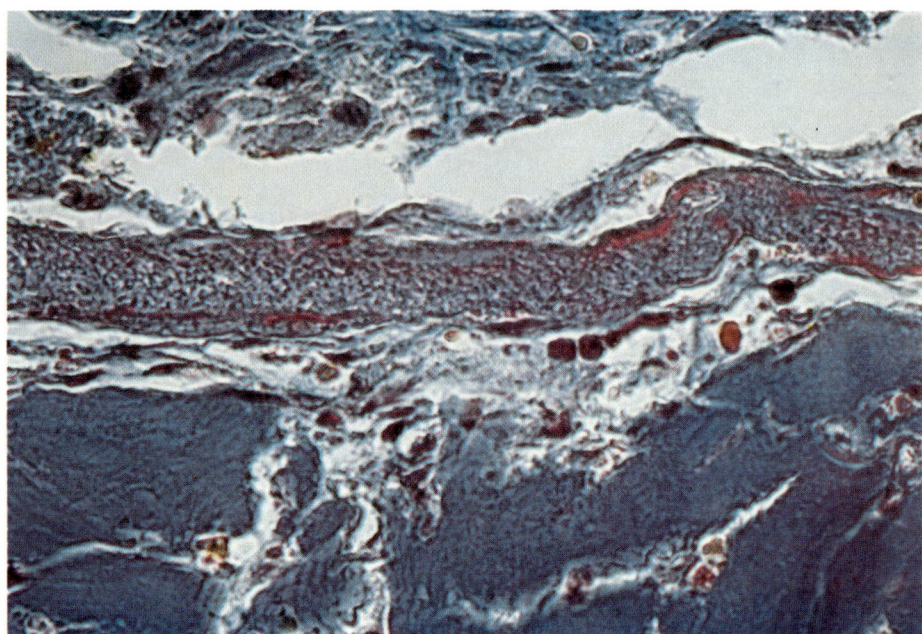

Abb. 8. Grobkörnige Fibrinkleberzone im Transplantatspalt 5 Tage nach Fibrinklebung (Lendrum-Färbung, 64×). Differential-Interferenz-Kontrastaufnahme.

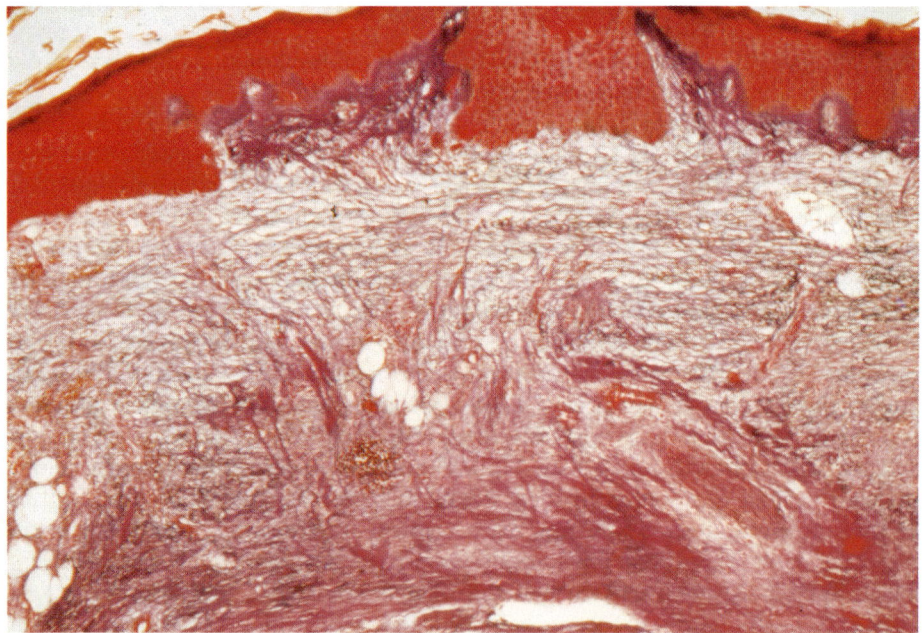

Abb. 9. Nichtgeklebtes Spalthauttransplantat am 8. postoperativen Tag mit Ausbildung eines jungen Granulationsgewebes (Ladewig-Färbung, 50×)

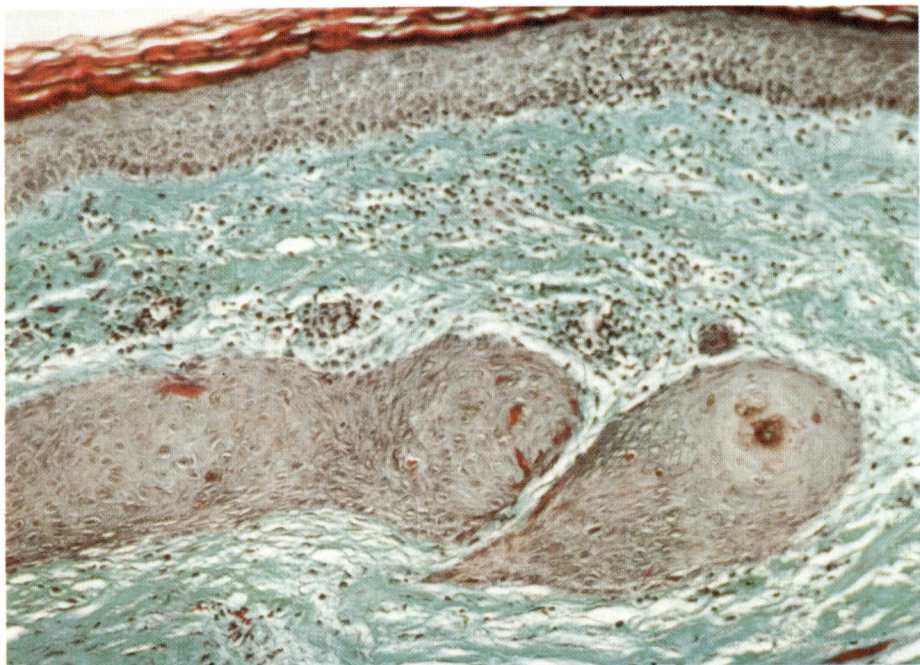

Abb. 10. Geklebtes Spalthauttransplantat am 12. postoperativen Tag mit versprengten Epidermis-nestern im Bereich der ursprünglichen Transplantationszone (Goldner-Färbung, 50×)

tionszone weisen in einigen Fällen nur noch verbliebene versprengte Epidermisnester im Corium hin (Abb. 10).

Diese zur Zeit noch vorläufigen histologischen Ergebnisse stehen zum Teil im Widerspruch zu tierexperimentellen Arbeiten, die stärkere Entzündungsreaktionen unter geklebten Spalthauttransplantaten nachweisen konnten.

Zusammenfassung

Wir konnten bisher mit der Fixierung von Spalthauttransplantaten im Rahmen der operativen Versorgung Brandverletzter mit Fibrinklebung gute klinische Ergebnisse erreichen. Insbesondere über mechanisch beanspruchten Körperregionen erscheint uns die Transplantatklebung indiziert.

Die bisher vorliegenden histologischen Untersuchungsergebnisse an geklebten und nichtgeklebten Spalthauttransplantaten scheinen ebenfalls für die Fixierung von Spalthauttransplantaten mit dem Fibrinklebesystem zu sprechen.

Literatur

1. Converse JM, Uhlschmidt GK, Ballantyne DL (1969) "Plasmaticirculation" in Skin Grafts – The Phase of Serum Imbition. Plast Reconstr Surg 43, 495
2. Cronkite EP, Lozner EL, Deaver JM (1944) Use of Thrombin and Fibrinogen in skin Grafting. J Amerc med Ass 124, 976
3. Frey M, Holle J, Mandl H, Freilinger G (1979) Die Vorteile der aufgeschobenen Spalthauttransplantation und die Erweiterung ihres Anwendungsbereiches durch die Verwendung des Fibrinklebers. Acta chir Austiaca 5, 97–100
4. Laki K, Lorand L (1948) On the Solubility of Fibrin Clots, Science 108, 280
5. Loewy AG, Dunathan K, Krier R, Wolfinger HL, zit. nach Spängler HP (1976) Gewebeklebung und lokale Blutstillung mit Fibrinogen, Thrombin und Blutgerinnungsfaktor XIII. Wien klin Wschr, Supp 49
6. Matras H (1970) Die Wirkungen verschiedener Fibrinpräparate auf Kontinuitätsdurchtrennung der Rattenhaut. Österr Z Stromatol Bd 67, 338–359
7. Spängler HP, Holle J, Braun F (1973) Gewebeklebung mit Fibrin. Eine experimentelle Studie an der Rattenhaut. Wien klin Wschr 85, 827

Fibrinklebung in der Plastischen Chirurgie

Fibrinklebung oder chirurgische Naht bei der autologen Spalthauttransplantation? – eine klinische Studie

G. Germann, R. M. Seufert

Einleitung

Spalthauttransplantate werden vor allem zur Deckung flächiger Defekte nach Verbrennungen und Trauma, nach Excision maligner Hauttumoren und zur Deckung von Hebedefekten nach Muskeltransfer benutzt [8, 14, 22].

Die Einheilungsrate der ischämietoleranten Transplantate wird von ihrer Dicke (optimal 0,2–0,3 mm), der postoperativen Ruhigstellung, der Durchblutung des Lappenbettes und der exakten Blutstillung im Transplantatbett beeinflußt [2, 3, 9, 23]. Entscheidende Bedeutung kommt aber der Fixation des Transplantates im Wundbett zu, da der Beginn der Kapillareinsprossung durch Scherkräfte und Abheben vom Wundgrund erheblich beeinträchtigt wird. [2, 21, 23, 20].

Neben der allgemein gebräuchlichen Fixation durch Naht bietet sich hier die Anwendung eines Fibrinklebers an, der in anderen Gebieten der Chirurgie schon erfolgreich eingesetzt wird [1, 5, 6, 7, 12, 13, 18, 19].

Die vorliegende Studie sollte unter kontrollierten klinischen Bedingungen prüfen, ob die Applikation von Fibrinkleber zusätzlich zur chirurgischen Naht Vorteile bei der Einheilung der Spalthauttransplantate erbringen kann.

Material und Methode

Je 5 weibliche und 5 männliche Patienten mit malignen Melanomen verschiedener Eindringtiefe wurden in die Studie aufgenommen. Bei 8 Patienten war der Tumor an der unteren Extremität lokalisiert, einmal am Arm und in einem Fall am Rücken (Region C4–C6).

Bei allen Patienten wurde nach histologischer Sicherung der Diagnose ein Hautbezirk im Sicherheitsabstand von 5 cm excidiert. Das vom gesunden Bein gewonnene Spalthauttransplantat wurde angepaßt und mit Einzelknopfnähten befestigt. Um den Abfluß von Sekret und ev. Hämatomen zu gewährleisten, wurden die Transplantate symmetrisch gestichelt. Zum direkten Vergleich beider Methoden wurde bei allen Patienten eine Hälfte des Transplantates zusätzlich „geklebt", wobei besonders auf gleiche mechanische Belastung und Transplantathälften geachtet wurde. Während des ca. vierminütigen Klebevorgangs war die andere Hälfte jedes Transplantates mit Kompressen abgedeckt.

P. R. Zellner (Hrsg.)
Fibrinklebung in der Verbrennungschirurgie – Plastischen Chirurgie
© Springer-Verlag Berlin Heidelberg 1988

Als Kleber wurde der Human-Fibrinkleber (Immuno, Heidelberg) als zwei Komponenten-Kleber benutzt. Komponente A besteht aus Fibrinogenkryopraezipitat, Komponente B aus gerinnungskatalysierendem $CaCl_2$, Trombin und Aprotinin, das die früh einsetzende Plasminogenaktivierung verhindern soll.

Postoperativ wurde über eine Lage neutraler Gaze ein milder Druckverband aus Schaumstoff angelegt und mit einzelnen, lang belassenen Fäden fixiert. Waren Extremitäten betroffen, wurden diese in einer Gipsschiene für ca. 10 Tage immobilisiert.

Bewertungskritierien waren reizlose Einheilung, Rötung, Nekrose, Infektion und Abstoßung des Transplantates. Die Auswertung wurde von 7 unabhängig voneinander urteilenden Chirurgen des Klinikums in Unkenntnis des geklebten und nicht geklebten Hautareals anhand von Farbdiapositiven durchgeführt, die am 7.–10., 14., 20. und zwischen dem 90. und 100. postoperativen Tag aufgenommen worden. Die Unterschiede waren qualitativ und konnten zur statistischen Auswertung den Kategorien „ohne Defekt=gut" und „mit Defekt=schlecht" zugeordnet werden. Zur Berechnung der Daten wurde der exakte Test nach Fisher herangezogen, als Irrtumswahrscheinlichkeit war $p < 0,05$ vorgegeben.

Ergebnisse

In beiden Gruppen wurde bei 8 Patienten eine vollständige Einheilung bzw. Epithelisierung des gedeckten Bezirks erzielt. Bei 2 Patienten kam es zu Transplantatabstoßungen, sowohl der geklebten wie der nicht geklebten Hälfte (Abb. 1–3).

Tabelle 1. Einheilung geklebter Hälften (n = 10)

Schlechter als alleinige Naht	1
Kein Unterschied	2
Besser als alleinige Naht	7

Die Einheilung des Transplantates war bei 7 Patienten in der nicht geklebten Hälfte deutlich schlechter. 6 × waren kleinere partielle Nekrosen, 2 × eine Infektion des Transplantats verantwortlich. Die Beurteilung dieser Befunde war bei allen Chirurgen einheitlich. Bei dem Patienten mit schlechterem Befund in der geklebten Hälfte wurde eine fokale Nekrose gefunden. Alle Transplantate mit Ausnahme der vollständig abgestoßenen heilten aber letztlich endgültig ein. Überprüft man die von den Gutachtern erhobenen Befunde im exakten Test nach Fisher, so ergibt sich eine signifikante Verbesserung der Einheilungsrate der geklebten Transplantathälften ($p < 0,05$). Die Untersuchungen nach 3 Monaten konnte bei keinem der behandelten Patienten eine Hepatitis festgestellt werden.

Diskussion

Die Einheilungsrate autologer Spalthauttransplantate wird in der Literatur zwischen 75–95% angegeben [8, 9, 14, 15, 22]. Oft fehlen in den Studien Angaben über die Häufigkeit fokaler Nekrosen und Verzögerungen der Wundheilung. Einigkeit

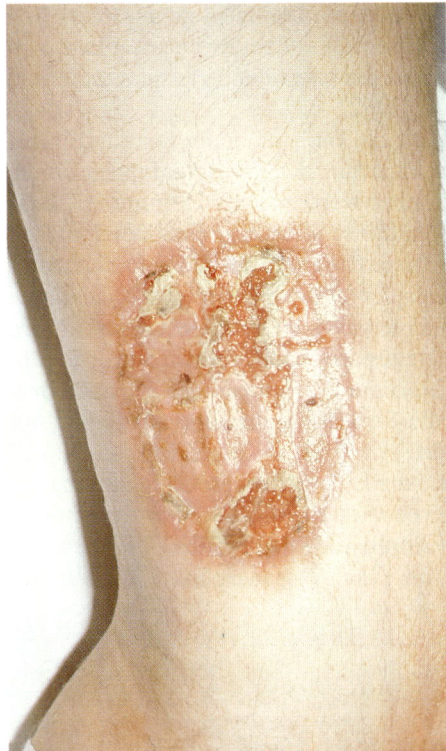

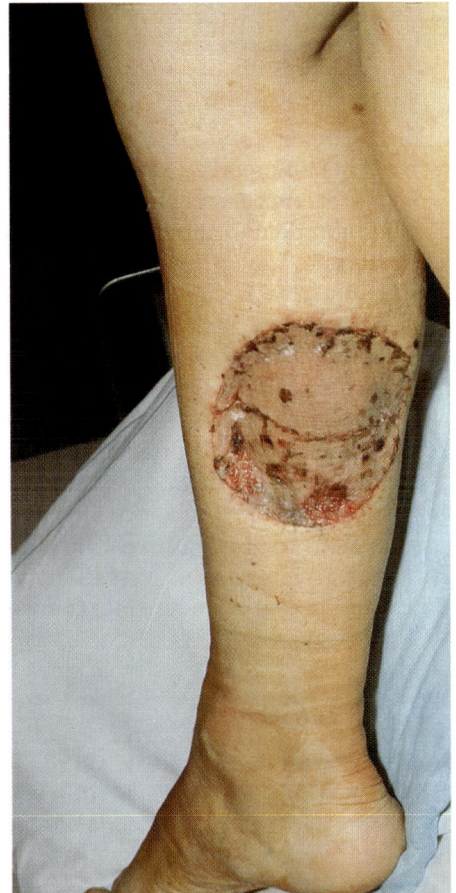

Abb. 1. Malignes Melanom, Innenseite linker Oberschenkel Level III, Tumordicke 1,8 mm. Nekrosezonen in beiden Hälften, 14. Tag

Abb. 2. Malignes Melanom, Innenseite rechter Unterschenkel Level III, Tumordicke 1,45 mm. Kleine Areale nicht eingeheilter Spalthaut in der „genähten" Hälfte. 14. Tag

Abb. 2

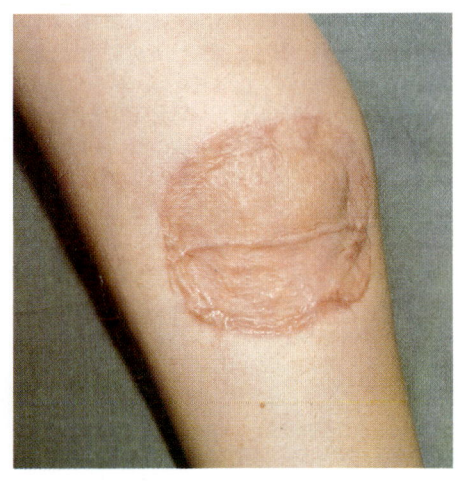

Abb. 3. Malignes Melanom wie 2. Nach 3 Monaten völlige Epithelisierung beider Hälften. Kein Unterschied zwischen „geklebter" und „genähter" Hälfte

herrscht darüber, daß die Revaskularisation der außerordentlich ischämietoleranten Transplantate neben einer guten Durchblutung des Wundbettes entscheidend von der Vermeidung von Blut- und Sekretansammlungen unter den Transplantaten und der Reduktion von Scherkräften abhängt [2, 3, 20, 21, 22].

Die Einheilung von Fibrinklebern verbesserte die Einheilung der Spalthauttransplantate bei unseren Patienten. Die sehr gute Fixierung des Transplantats in seinem Bett kann als eine der möglichen Gründe angesehen werden; nach 4 Minuten sitzt das Transplantat dem Wundbett fest auf. Dabei muß vor allem auf eine gleichmäßige Verteilung des Klebers geachtet werden. Bei einem Patienten mit Transplantatabstoßung waren 2 Nekroseareale vom Kleber ausgespart. Auch eine gleichmäßige dünne Verteilung ist von Bedeutung. Zu dicke Schichten können eine Diffusionsbarriere darstellen. Mit der inzwischen zur Verfügung stehenden Applikationsform als Sprühkleber wird dieses Risiko sicher reduziert. Mit dem Aufbringen des Fibrinklebers wird neben einer exakten Blutstillung auch die Einwirkung tangentialer Kräfte auf beginnende Kapillareinsprossungen verhindert.

Der Einfluß bakterieller Kontamination auf die Einheilungsrate ist nicht letztlich geklärt, viele Studien sprechen aber für eine reduzierte Einheilung bei Kontamination mit mehr als 10^5 Keimen [11, 17, 22]. Die Applikation von Fibrinkleber wirkt der Ausbildung von „Oasen" von Blut und Serum, die Ausgangspunkte bakterieller Besiedlungen sein können, entgegen.

Zusammenfassung

Die Ergebnisse der Studie zeigen, daß Komplikationen wie fokale Nekrosen und Infektionen, die nicht zu einer völligen Abstoßung des Transplantates führen, aber Morbidität und Behandlungsdauer verlängern, mit der Anwendung des Fibrinklebers reduziert werden können. Ob dies auch für die im klinischen Alltag zunehmend verwendeten "Mesh-grafft"-Transplantate zutrifft, kann derzeit nicht beantwortet werden. Die netzförmigen Hauttransplantate bieten möglicherweise bessere Einhei-

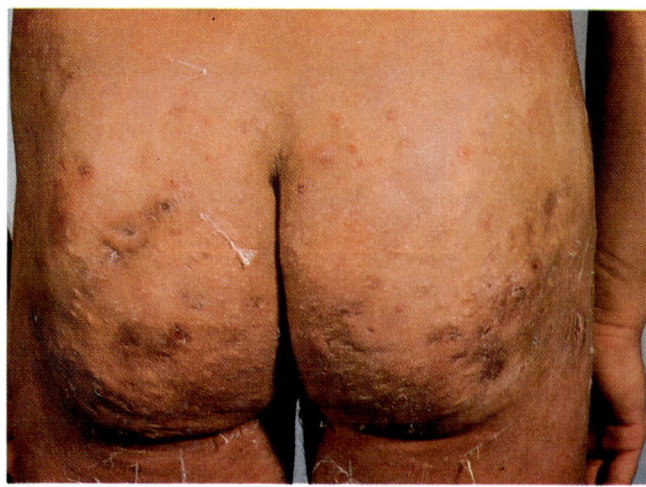

Abb. 4. 23jähriger Patient mit Pyodermia fistulans in beiden Glutealregionen mit Fistelung bis zur Faszie des M. Gluteus Max.

lungsbedingungen, auch ohne zusätzliche Klebung, als konventionelle Spalthaut-transplantate. Bei Berücksichtigung des nicht unbeträchtlichen Kostenfaktors sollte daher dieser Aspekt Gegenstand einer weiteren Studie sein. Die zunehmende Erfahrung mit der Anwendung von Fibrinklebern haben allerdings auch einige klare Indikationen zutage treten lassen. Neben kritischen Verhältnissen im Transplantatbett sind dies vor allem ausgedehnte zirkuläre Defekte der Extremität, Defektareale über der Glutealmuskulatur (Abb. 4–6) und tiefe Defekte, bei denen ein gleichmäßiger Druck durch z. B. Schaumstoff auf das Transplantat ausgeübt werden kann. Die feste Fixation des Transplantates auf der Unterlage ist hier sicher als wichtiges Element bei der Einheilung zu betrachten und hat sich im klinischen Alltag bewährt.

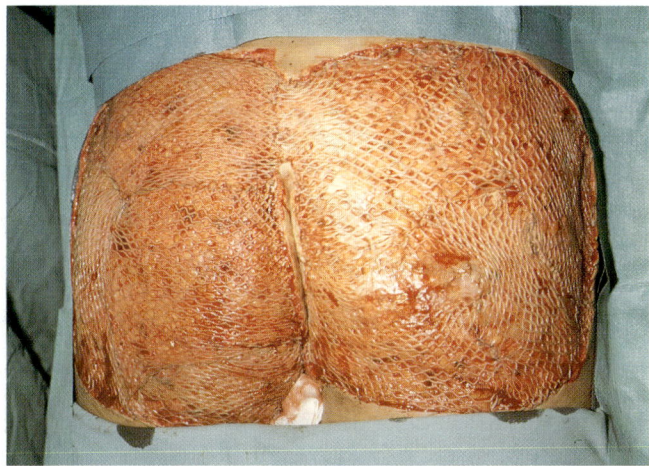

Abb. 5. Patient wie 4. Intraoperative Situation nach Exzision der fistelnden Hautbezirke bis zur Faszie, Gewinnung von Spalthauttransplantaten vom Oberschenkel, Aufbringen von Mesh Graft Transplantaten aus neugewonnener Spalthaut und Haut aus dem Fistelareal, Fixation mit Fibrinkleber mit Sprühapplikation

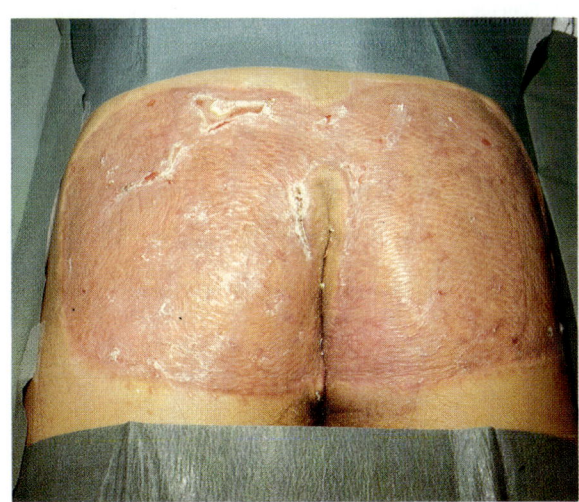

Abb. 6. Patient wie 4. Situation nach 45 Tagen. 99% Epithelisierung des Defekts, keine Paraesthesien, belastungsstabiles Areal

Literatur

1. Braun F, Holle J, Kovac W, Lindner A, Spaengler HP (1975) Untersuchungen über die Replantation autologer Vollhaut mit Hilfe von hochkonzentriertem Fibrinogen und Blutgerinnungsfaktor XIII. Wien Med Wsr 14, 213–219
2. Burleson R, Eisemann B (1972) Nature of the bond between partial thickness skin and wound granulation. Surgery 72, 315
3. Clemmesen T (1962) The early circulation in split thin grafts Acta Chir Scand 124, 11
4. Cronkite EP, Lozner EL, Deaver JM (1944) Use of Thrombin and Fibrinogen in skin grafting JAMA 124, 976–978
5. Dinges HP (1977) Gewebeklebung und Blutstillung mit Fibrinogenkonzentraten – eine Alternative zur chirurgischen Naht? Dr Med 6, 16–19
6. Draf W (1980) Erfahrungen mit der Technik der Fibrinklebung in der HNO-Chirurgie. Laryngl Rhinol Otol 59, 99–107
7. Eckersberger F (Graz 1981) Die Anwendung des Fibrinklebers in der offenen Herzchirurgie. In: Kronberger, Kraft-Kinz, Rigler (Hrsg): Immuno Scientific Workshop 81, 19–23
8. Jackson DM (1961) Closing of the large open wound by grafting. In: Ed Stone, Wound healing, Pergamon Press Oxford, 82–87
9. Jungengel M (1891) Die Hauttransplantation nach Thiersch. Verh Phys Med Ges Würzburg 25, 87–149
10. Kikuchi I, Omari M (1970) Demonstration of leaking vessels under skin grafts Plast Rec Surg 45, 66
11. Krizek TJ, Robson MC, Kho E (1967) Bacterial growth and skin graft survival Surg For 18, 518–519
12. Marczell A (Graz 1981) Anwendung des Fibrinklebers in der Allgemeinchirurgie. In: Kronberger, Kraft-Kinz, Rigler: Immuno Scientific Workshop 81, 45–50
13. Matras H, Dinges HP, Lassmann H, Mamoli B (1972) Zur nahtlosen interfaszikulären Nerventransplantation im Tierexperiment Wion Med Wschr 37, 517–522
14. Neifeld JP, Chretien PB (1976) An improved technique of excision and skin grafting for primary malignant melanomas. Surg Gyn Obstet, 585–586
15. Perry AW, Krizek TJ (1981) Topical antifibrinolytic agents and skin graft survival 26th Plastic Surgery Research Council, Springfield, I 11
16. Rees BI, Hughes LE (1975) Delayed exposed skin grafting in surgery for breast cancer and melanoma. Clin Oncol 1, 131–135
17. Robson MC, Krizek TJ (1973) Predicting skin graft survival. J Traum 13, 213–217
18. Scheele J (Graz 1981) Fibrinklebung an Leber, Milz und Pankreas. Kronberger, Kraft-Kinz, Rigler: Immuno Sientific Workshop 81, 35–43
19. Scheele J, Panis R, Resch HP, Scheele B (1979) Raschere Wundheilung durch Fibrinklebung? Münch Med Wschr 12, 743–744
20. Randall P (1960) Problems in skin grafting. Surg Clin North Am 40, 40
21. Soskin RM, State D (1959) Split thickness skin grafting and wound healing. West J Surg Gyn Obstet 67, 323
22. Teh BT, Why do skin grafts fail? Plast reconstr Surg 63, 323–332
23. Woltering EA, Thorpe WP, Reed JK, Rosenberg SA (1979) Split thickness skin grafting on the plantar surface of the foot after wide excisions of neoplasms of the skin. Surg Gyn Obstet 149, 229–232
24. Young F, Favata BV (1944) The fixation of skin grafts by thrombin-plasma adhesion. Surg 15, 378–386
25. Young JZ, Medawar PB (1940) Fibrin suture of peripheral nerves Lancet 239, 126–128

Der Fibrinkleber in der Plastischen Chirurgie

G. Spilker

Einleitung

Aufbauend auf der Kenntnis der Blutgerinnung haben Matras et al. [1, 2], sowie Spängler et al. [3, 4] eine homologe bzw. heterologe Kryo-Präzipitat-Lösung aus Plasma mit Fibrinogenanreicherung hergestellt. Das Prinzip der Gewebeklebung mit konzentriertem Fibrinogen besteht in der wie bei der Blutgerinnung eintretenden Polymerisation des Fibrin-Monomers. Nach erfolgreicher Anwendung des Fibrinklebers als adjuvante Therapie vor allem bei parenchymatösen Organen [5, 6] wird dieser Kleber seit ca. 6 Jahren erfolgreich in der Plastischen Chirurgie angewendet.

Die wesentlichen Vorteile sind:
1. Sorgfältige Blutstillung bei diffusen Blutungsquellen
2. Flächenhafte Versiegelung des Wundgebietes
3. Gute Gewebeverträglichkeit
4. Gute Adaptation auch in feuchten Wundgebieten mit guter Haftung des Transplantates
5. Gute Haftung auf unebenen Grund durch die Elastizität des Klebers
6. Beschleunigte Wundheilung
7. Blutstillung bei Gefäßanomalien und Gerinnungsstörung

Die Hauptanwendungsbereiche in der Plastischen Chirurgie:
1. die ausgedehnte Deckung von Defekten (Spalthaut- und Vollhautplastiken) /nach Trauma oder Tumorresektion
2. der freie Gewebetransfer und die ästhetische Chirurgie

Methodik

Beide Komponenten (humanes Fibrinogen-Kryo-Präzipitat und Thrombinlösung) werden in Form einer Duploject-Spritze entweder manuell oder mit Hilfe einer Sprühmaschine auf die Wundfläche aufgetragen. Es entsteht ein farbloses Gel, welches sich zunehmend verfestigt und eine zäh-elastische Konsistenz annimmt. Die verklebten Flächen werden kurze Zeit komprimiert. Der Klebevorgang ist damit abgeschlossen.

P.R. Zellner (Hrsg.)
Fibrinklebung in der Verbrennungschirurgie – Plastischen Chirurgie
© Springer-Verlag Berlin Heidelberg 1988

Kasuistik

Fall 1

Die häufigste Anwendung findet der Fibrinkleber in der Spalthauttransplantation, obwohl prinzipiell der unmittelbare Kontakt zwischen Transplantat und Wundbett von wesentlicher Bedeutung für eine gute Vaskularisation ist, begünstigt die erzeugte Fibrinschicht das Einsprossen von Gefäßen ins Transplantat. Die Vaskularisierung wird durch die rasch einsetzende Immobilisierung des Transplantates gegenüber dem Wundbett durch Verklebung gefördert.

Blutungen unter dem Transplantat werden durch den ausgezeichneten blutstillenden Effekt des Klebers vollständig verhindert. Hauptanwendungsbereiche sind Areale mit unebenen oder bewegtem Untergrund (Abb. 1, 2).

Fall 2

Für den freien Gewebetransfer ist der Fibrinkleber sowohl im Spender- als auch im Empfängerareal ein wichtiges Adjuvans geworden. Teilweise werden die Muskellappen durch Tunnelierung mobilisiert. Hier ist eine abschließende Wundhöhlenversiegelung von Vorteil, um Hämatome oder andere Komplikationen im Bereich der Wundhöhle zu vermeiden (Abb. 3, 4). Aber auch im Bereich des Empfängerareals

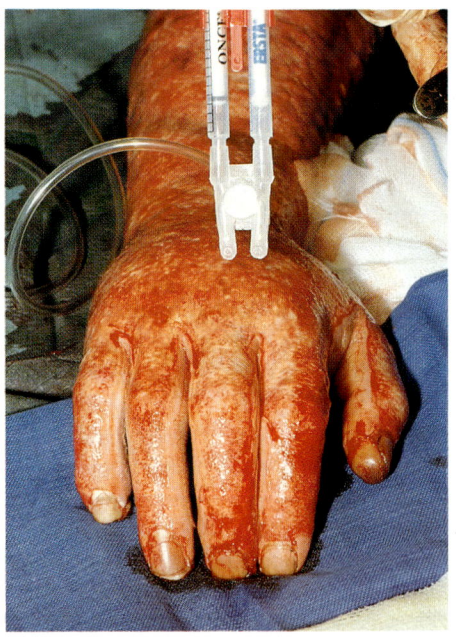 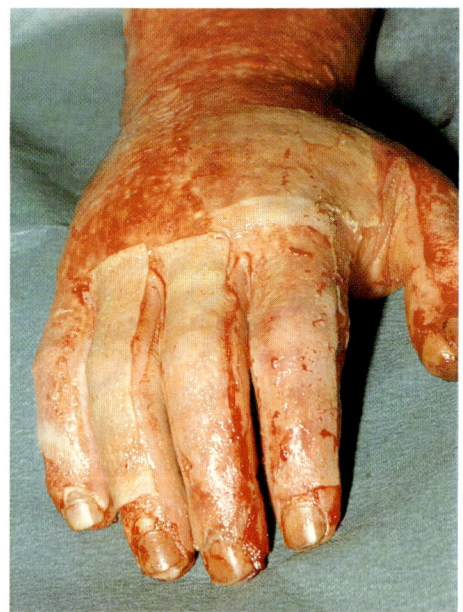

Abb. 1   **Abb. 2**

Abb. 1 u. 2. Ausgedehnte Nekrektomie bei tiefgradiger Verbrennung. Versiegelung des Wundbettes und Auftragen einer Spalthautplastik

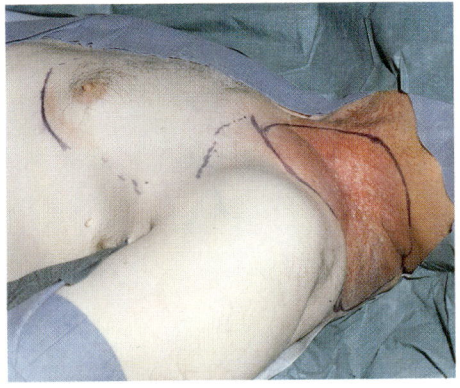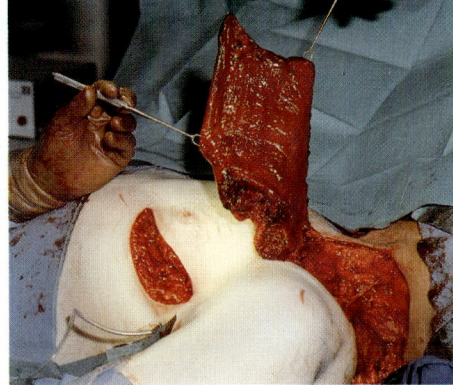

Abb. 3   **Abb. 4**

Abb. 3 u. 4. Durchzug des M. pectoralis nach Radiodermresektion. Aussprühen der Brusthöhle

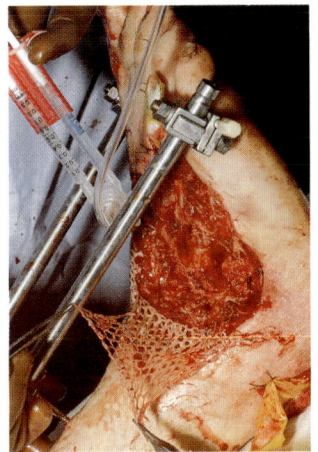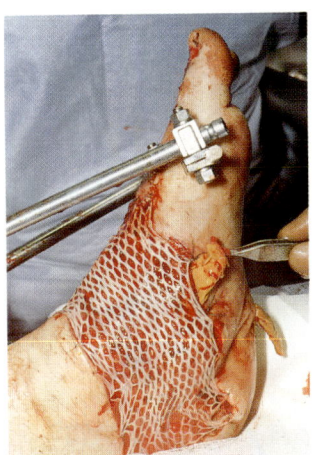

Abb. 5   **Abb. 6**

Abb. 5 u. 6. Freier Gewebetransfer im Bereich der medialen und lateralen Areolen. Defektdeckung mit einem geteilten Latissimus. Stabilisierung mit dem Fixateur extern. Aufkleben von Mesh graft

wird häufig nach sorgfältigem Debridement die Wundfläche vor Einnähen des freien Gewebetransfers versiegelt, um so postoperative Komplikationen wie Hämatome, die zwangsläufig zu Lappenabhebungen bis hin zu Lappenverlust führen, zu vermeiden. Als weiterer Vorteil ist zu erwähnen, daß die Spalthaut oder die gemeshte Spalthaut ohne jeglichen postoperativen Druckverband auf einem freiverpflanzten Muskel gut haftet. Eingeknüpfte Verbände, wie es sonst nach Spalthautplastik üblich ist, werden bei Anwendung des Fibrinklebers nicht mehr benutzt (Abb. 5, 6).

Fall 3

Hier handelt es sich um eine ausgedehnte Metastase eines Mammakarzinoms im Bereich der Schädelkalotte. Nach Resektion der Metastase wird die Tabula externa

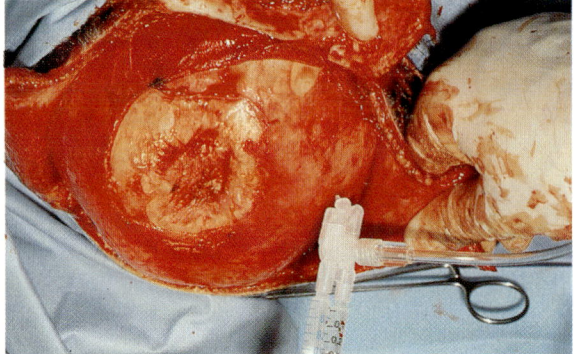

Abb. 7

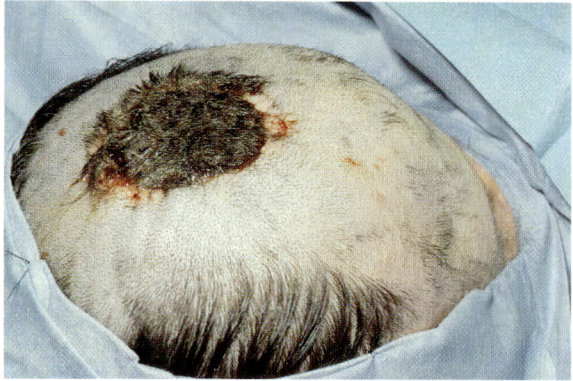

Abb. 8

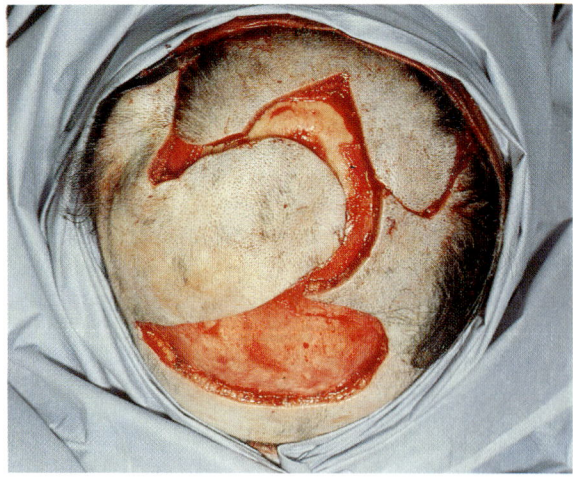

Abb. 9

Abb. 7–9. Metastase eines Mammakarzinoms im Bereich der Schädelkalotte. Abtragen der Tabula externa mit Eröffnung der Diploe. Versiegelung der Diploe. Anschließend Defektdeckung durch Schwenklappenplastik.

abgetragen. Die darunter liegende Diploe blutet sehr stark, so daß mit Hilfe des Fibrinklebers das Wundbett versiegelt wurde. Anschließend erfolgte die Defektdeckung durch eine Schwenkklappenplastik (Abb. 7, 8, 9).

Fall 4

Bei einem Basaliom Rezidiv im Bereich des Mittelgesichtes mußte eine ausgedehnte Resektion mit Entfernung des Mittelgesichtes, Enukleation des Auges, Resektion der Orbitahöhle durchgeführt werden. Mit Hilfe der Sprühmaschine konnte eine Spalthaut auf die trichterförmige Wundhöhle geklebt werden. Das Transplantat heilte problemlos ein.

Fall 5

Nach Resektion eines ausgedehnten Plattenepithel-Ca.'s im Bereich der Unterlippe bei einem 72jährigen Patienten. Nach Verschließung der Mundhöhle wurde der Defekt mit einem distal gestielten Nasolabiallappen für die Unterseite der Unterlippe und einem Bilob flap aus der Halsregion von der Gegenseite gedeckt. Das Lippenrot wurde mittels Zungenlappen rekonstruiert, der ebenfalls mit Fibrinkleber fixiert wurde (Abb. 10, 11, 12).

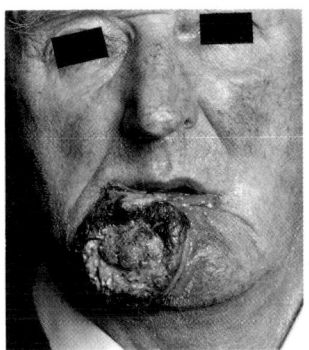

Abb. 10

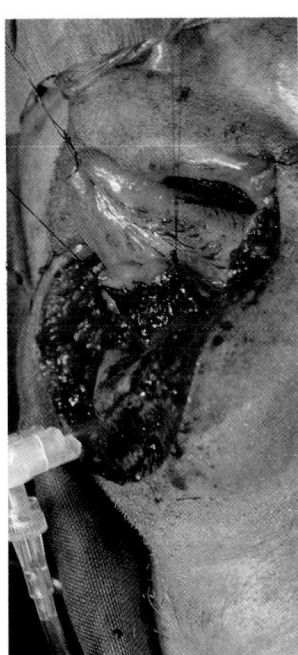

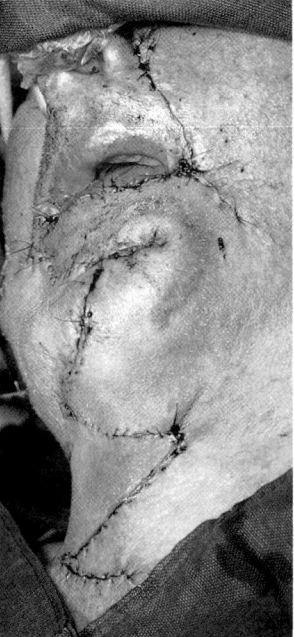

Abb. 11   **Abb. 12**

Abb. 10–12. Unterlippenkarzinom. Teilresektion der Mandibula. Defektdeckung durch distal gestielten Nasolabiallappen und belobed flap der Gegenseite. Anschließend Zungenlappen, jeweils Fixierung mit dem Fibrinkleber

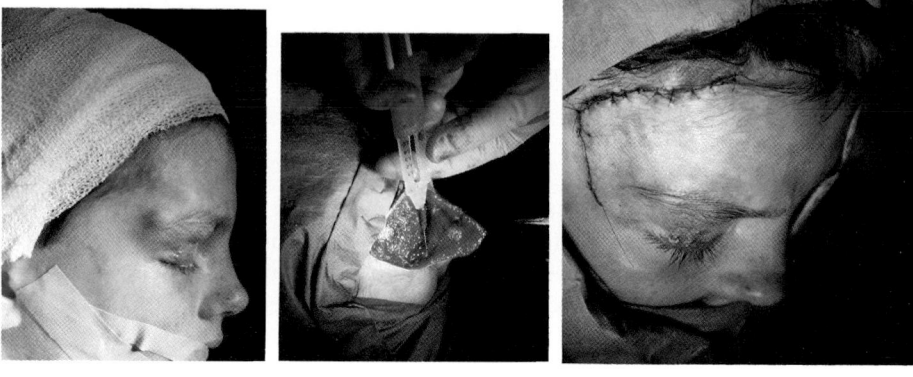

Abb. 13   **Abb. 14**   **Abb. 15**

Abb. 13–15. Gefäßanomalie (Hämangiom) im Bereich der Stirn und im Bereich des Oberlides. Blutung aus einem Knochenkanal. Versiegelung mit einer Collagen-Fibrin-Plombe

Fall 6

Bei einem ausgedehnten exulzerierenden Karzinom im Bereich der linken Gesichtshälfte (Z. n. Kobaltbestrahlung) kam es nach der ausgedehnten Tumorresektion und nach der Gabe von 25 Blutkonserven zu einer Gerinnungsstörung. Hier wurde der Fibrinkleber bei den diffusen Blutungsquellen als Ultima ratio eingesetzt. Postoperativ kommt es zu keinen Nachblutungen.

Fall 7

Besondere Anwendung findet der Fibrinkleber bei ausgedehnten Hämangiomen. Im vorliegenden Fall kam es intraoperativ zu einer persistierenden Blutung aus einem Knochenkanal. Mit Hilfe einer Fibrinkollagenblombe konnte dieser Defekt problemlos verschlossen werden (Abb. 13, 14, 15).

Fall 8

Auch beim Aufbau der Nase mit Implantaten hat sich der Fibrinkleber als sehr vorteilhaft erwiesen, da die eingebrachten Knorpelimplantate fest fixiert werden und postoperativ nicht luxieren. Auch die blutstillende Komponente bei der Rhinoplastik und Rhytidektomie ist von Vorteil.

Fall 9

Nach der Operation einer Trichterbrust mit einer Elastomerprothese kam es postoperativ zur Ausbildung eines Seroms. Dieses müßte mehrmals abpunktiert werden. Erst nach der Applikation von Fibrinkleber nach der zehnten Punktion konnte ein erneutes Auftreten eines Seroms nicht mehr beobachtet werden.

Zusammenfassung

Nach 6jähriger Erfahrung kann man zusammenfassend sagen, daß der Fibrinkleber zweifellos ein wichtiges Adjuvans geworden ist, das einen wesentlichen Fortschritt in der Entwicklung plastisch-chirurgischer Techniken und Möglichkeiten darstellt.

Literatur

1. Matras H, Dinges HP, Lassmann H, Manoli B (1972) Zur nahtlosen interfaszikulären Nerventransplantation im Tierexperiment. Wien med Wschr 122, 19
2. Matras H, Chiari FM, Kletter F, Dinges HP (1977) Zur Klebung kleinster Gefäße im Tierversuch. Dtsch Z Mund-Kiefer-Gesichtschirurgie. 1, 19
3. Spängler HP, Holle J, Braun F (1973) Gewebeklebung mit Fibrin. Wien Klin Wschr 85, 827
4. Spängler HP (1976) Gewebeklebung und lokale Blutstillung mit Fibrinogen, Thrombin und Blutgerinnungsfaktor XIII (Experimentelle Untersuchungen und klinische Erfahrungen). Beilage zu Wien klin Wschr 88, 4
5. Spilker G, Fischer M, Stemberger A, Fritsche HM, Meierhofer JN, Haas S, Blümel G (1980) Fibrinklebung nach ausgedehnten Leberparenchymdefekten. – Ein neues therapeutisches Verfahren in der Leberchirurgie. In: Exp u Klin Hepatol, O. Zelder et al. (Hrsg), G Thieme Verlag, Stuttgart, 25–35
6. Spilker G, Türk R, Fischer M, Stemberger A, Fritsche H-M, Blümel G (1983) Versorgung von Leber- und Milzrupturen mit Fibrinkleber und Kollagenschwämmen. In: Ski-Traumat u Wintersportmed, F Lechner, R. Ascherl (Hrsg), Demeter Verl Gräfelfing, 224–227

Fibrinklebung bei plastischen Operationen im Kopf- und Halsbereich

O. Staindl

Einleitung

Die Plastische Chirurgie ist in weiten Bereichen eine Oberflächenchirurgie. Sie ist daher in besonderem Maße geeignet, die Tauglichkeit aber auch die Grenzen eines Verfahrens zu dokumentieren, wie es die Fibrinklebung darstellt.

Der Fibrinkleber ist ein Zweikomponentensystem, das auf der Präzipitation von humanen Fibronigenen durch Thrombin basiert. Die beiden Komponenten können separat oder durch Benutzung der Doppelspritze zusammen appliziert werden. Das Sprühen ist die optimale Applikationsmethode, da es einen Fibrinfilm von gleichmäßiger Dicke erzeugt.

Im großen und ganzen haben sich in den letzten Jahren drei wesentliche Indikationen herauskristallisiert.
1. die regionale lokale Blutstillung.
2. die sogenannte reine Klebetechnik, ein Verfahren, bei dem transponiertes oder transplantiertes Gewebe ausschließlich mit dem Kleber ohne Zuhilfenahme einer chirurgischen Naht fixiert wird und
3. das sogenannte kombinierte Naht- und Klebeverfahren, bei dem einerseits eine flächenhafte Gewebeklebung und andererseits aber auch die Wundrandfixierung mit Naht vorgenommen wird.

Lokale Blutstillung

Die Indikation zur lokalen Blutstillung ist vor allem bei diffusen flächenhaften Sickerblutungen, wie sie beispielsweise auch bei parenchymatösen Organen auftreten, zu sehen. Als Beispiel sei hier die Rhinophymchirurgie angeführt. Hier sind nach Friedrich 1967 unterschiedliche Techniken angegeben. Diese sind
1. die Excision der rhinophymatösen Wucherung zusammen mit der darüberliegenden Haut und die direkte Naht der Wundränder analog zur Methode, die von Dieffenbach 1945 beschrieben wurde.
2. Die totale Entfernung und Schließung des resultierenden Defektes durch Hautübertragung.
3. Die subkutane Excision.
4. Die stückweise Abtragung in Schichten (Dekortikation) mit spontaner Ausheilung des Defektes durch die verbleibenden Hautinseln.

P. R. Zellner (Hrsg.)
Fibrinklebung in der Verbrennungschirurgie – Plastischen Chirurgie
© Springer-Verlag Berlin Heidelberg 1988

5. Die Elektroabrasio mit Schlingen oder mit dem Messer.
6. Die Abtragung der gesamten Nasenhaut und Deckung des Defektes mit Spalt- oder Vollhaut.
7. Die Dermabrasio und
8. die Kryochirurgie mit flüssigem Stickstoff bei minus 35 °C. [8]

Da das Rhinophym das Endstadium eines chronisch entzündlichen Prozesses ist und kein echtes Neoplasma darstellt, muß die erkrankte Haut nicht radikal entfernt werden. Da die Hyperplasie dazu neigt, aus den obersten Schichten zu entspringen, während die tiefergelegenen mehr oder weniger nicht betroffen sind.

Nach Ardouin [2] ist „die normale Nase unter dem Rhinophym verborgen". Sie muß lediglich freigelegt werden ohne die gesamte Haut bis hinunter zum Nasenknorpel zu entfernen. Die Wunde wird spontan ausgehend von den Talgdrüsengängen reepithelialisiert. Daher ist die Deckung mit Spalt- oder Vollhaut nicht erforderlich und in den meisten Fällen sind hier die kosmetischen Resultate nicht zufriedenstellend, da die Farbe des Transplantates meist nicht der Farbe der umgebenden Gesichtshaut entspricht [1].

Mit einem Messer werden größere tuburöse Massen in Schichten von der Spitze nach unten resiziert. Wenn die Nase grob in ihrer Originalform wieder hergestellt ist, wird sie endgültig modelliert, indem überschüssiges Gewebe mit einem Einmalrasierer abgeschabt wird (Abb. 1–3).

Diffuse starke Blutungen können mit kalten Kompressen, die mit Wasserstoffperoxyd getränkt sind, kontrolliert werden. Die Elektrokoagulation des einen oder anderen Gefäßes mit einem bipolaren Koagulator ist nur selten erforderlich. Kompressionsverbände mit weitmaschiger Gaze tendieren zur Verklebung mit der Wunde, so daß beim Verbandwechsel durch Ablösung von Krusten die Wundheilung gestört wird. Dies hat uns veranlaßt, einen dicken Film von Fibrinkleber großzügig über die gesamte Wundfläche zu verteilen. Die Fibrinkleber sorgt neben einer Kontrolle der diffusen Blutung für eine physiologische Abdeckung der Wunde. Darüberhinaus ist Fibrin eines der grundlegenden Faktoren, die am Heilungsvorgang beteiligt sind.

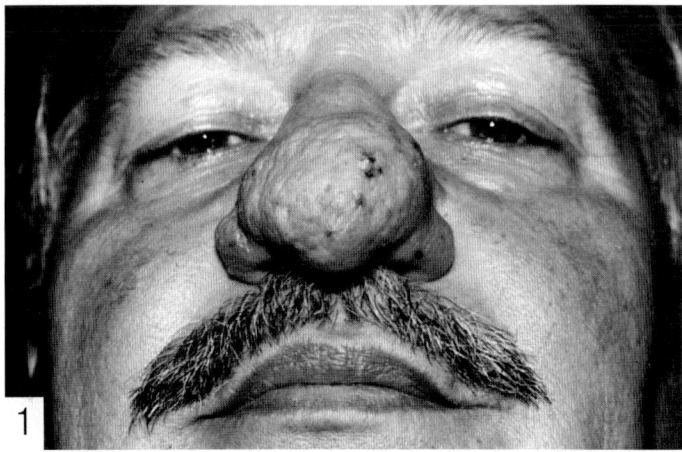

Abb. 1. Ausgeprägtes Rhinophym

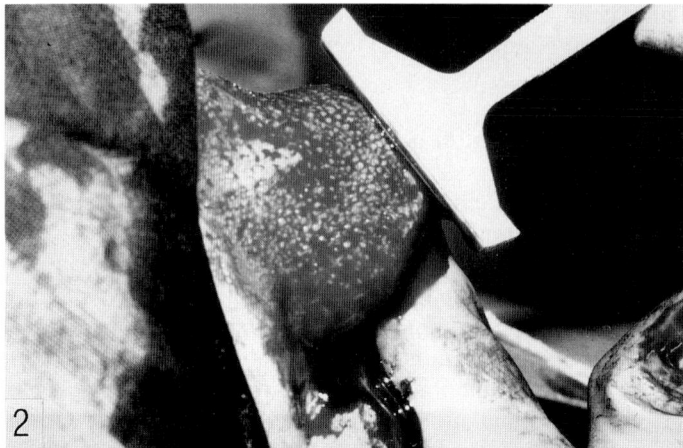

Abb. 2. Das Rhinophym wird mit einem Einmalrasierapparat abgetragen. Die resultierende zumeist heftig blutende Wundfläche wird abschließend mit einem dicken Fibrinfilm versiegelt, wobei die Spraytechnik verwendet wird.

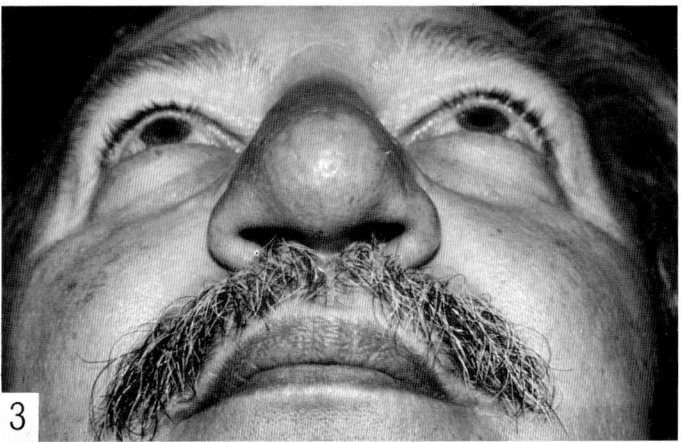

Abb. 3. Postoperatives Resultat nach 6 Wochen

Durch den Faktor XIII wird das Einwachsen von Fibroplasten und eine frühe Reepithelisation beschleunigt. Die urspünglich viskös-elastische Fibrinschicht trocknet graduell und kann nach einigen Tagen wie eine Kruste entfernt werden. In den meisten Fällen ist die darunterliegende Wundfläche bereits spontan reepithelialisiert. In Ausnahmefällen mag die wiederholte Applikation von Fibrinkleber erforderlich sein.

Literatur

1. Anderson R, Dykes ER (1962) Surgical treatment of rhinophyma. Plast reconstr Surg 30, 397
2. Ardouin P (1959) Le Rhinophyma dans la medecine et dans l'art classique. Rev Laryng 8, 461
3. Denecke HY, Meyer R (1964) Korrektur des Rhinophyms. In: Plastische Operation an Kopf und Hals. Vol 1: Korrigierende und rekonstruktive Nasenplastik 200. Springer, Berlin Göttingen Heidelberg
4. Dieffenbach JF (1945) Die Nasenbehandlung. In: Operative Chirurgie. Leipzig FA Brockhaus
5. Friedrich HC (1967) Zur Therapie des Rhinophyms Aesthet Med 16, 196
6. Karge HJ (1977) Rhinophym Dermatochirurgische Möglichkeiten zur Behandlung. In: Dermatochirurgie in Klinik und Praxis. Ed B Konz und G Burg. Springer, Berlin Heidelberg New York 195
7. Nolan JO (1973) Cryosurgical treatment of rhinophyma. Plast reconstr Surg 52: 437
8. Staindl O (1981) Surgical treatment of rhinophyma. Acta Otolaryngol Stockholm 92, 137

Fibrinklebung in der ästhetischen Gesichtschirurgie: ein Fortschritt?

W.-L. Mang

Einleitung

Jedes Jahr lassen weltweit über 3 Millionen Menschen mit Hilfe eines plastisch-chirurgischen Eingriffes ihr Aussehen nach Unfall verbessern. Hierzu gehört auch die Korrektur regressiver Vorgänge und angeborener Anomalien. Diese Arbeit soll kurz neue Möglichkeiten und Weiterentwicklungen der ästhetischen Gesichtschirurgie darstellen. Hierzu gehört die Einführung des in den letzten Jahren eingeführten Gewebeklebers, der zur Optimierung der operativen Ergebnisse geführt hat.

Biofacelifting

Es ist nicht genau bekannt, wann das erste Facelifting durchgeführt wurde. Die Ursprünge sind um 1900 in Europa zu suchen, wobei nur eine Minilift-Resektion von Hautstreifen präaurikulär ausgeführt wurde [11]. Erst ab 1920 wurde begonnen durch Hautunterminierung eine ausgedehnte Gesichtsstraffung zu erzielen. Mit den Fortschritten der Anästhesie konnten die Techniken des Faceliftings verbessert werden [7]. Besonderes Augenmerk muß auf die Patientenselektion – physische und psychische Kriterien – gelegt werden [10]. Der Idealfacelifting-Patient ist in der Regel ein Patient Mitte 40–70 mit Hautüberschuß, wobei es von Vorteil ist, wenn die Gesichtszüge schlank und die Wangen- und Backenknochen betont sind. Gerade in den letzten Jahren sind im Bereich der Hals-Wangen-Straffung verschiedene neue Techniken entwickelt worden, um bessere Resultate zu erzielen [6, 16]
– Platysmatechnik
– SMAS-Technik
   Durch diese Techniken ist es möglich, die Spannung der Gesichtshaut in 2 Ebenen (Hautfascien) vorzunehmen. Die Präparation des SMAS darf nicht zu tief erfolgen, damit wichtige anatomische Strukturen (Parotiskapsel, Gefäße, Nerven) nicht verletzt werden [14].
   Vor Fixierung der Hautwunden mit Nahtmaterial und Klammern im behaarten Bereich wird mit dem Tissumat der Fibrinkleber auf die gesamte abpräparierte Fläche gesprüht. Anschließend wird der Hautlappen in facialer Zugrichtung mit einem Winkel von 30–50 °C zurückgeklappt und für ca. 2 min. komprimiert. Abb. 1a zeigt das intraoperative Einbringen des Tissucol-Fibrinklebers. Durch die Benützung dieses Klebesystems konnte ein bedeutender Fortschritt im Bezug auf Reduktion von

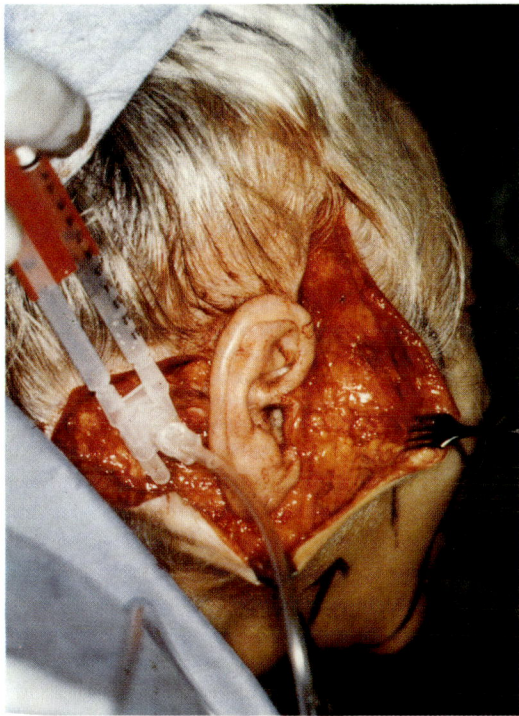

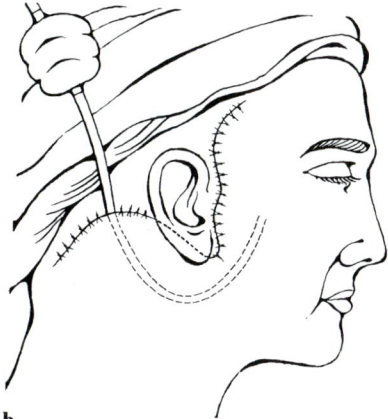

b

Abb. 1a, b. a) Intraoperative Einbringung des Tissucol-Fibrinklebers (Tissumat Sprühapplikation). Dadurch erreicht man eine sofortige Fixierung des abgelösten Hautlappens, eine verbesserte Wundheilung sowie eine Vermeidung von sogenannten Sekundärhämatomen; **b)** Wundverschluß schematisch dargestellt (Erklärung siehe Text)

a

Blutergüssen und damit Verringerung der Komplikationsrate und des stationären Aufenthaltes erreicht werden. Nach Einlegen einer Mini-Redon-Drainage werden die Wundränder im behaarten Bereich mit Klammern bzw. 3 × 0 Prolene verschlossen, im präaurikulären und postaurikulären Bereich mit 6 × 0 Prolene (Abb. 1a, b).

Ein leichter Kompressionsverband wird für 24 Stunden angelegt. Postoperativ wird der Patient angehalten sich ruhig zu verhalten, wenig zu sprechen und nicht zu husten, um Hämatome zu vermeiden. Die präaurikulären Fäden entfernen wir am 4., die Klammern nicht vor dem 10. postoperativen Tag. Nach diesem Zeitpunkt können auch die Haare problemlos gewaschen und Make up verwendet werden. Nach 2 Wochen kann der Patient in der Regel seinen normalen beruflichen und gesellschaftlichen Verpflichtungen wieder nachkommen.

Bei richtiger Indikationsstellung und korrekt ausgeführter Technik lassen sich Komplikationen beim Facelifting vermeiden (Abb. 2a, b [13, 18]). Durch die Anwendung des kombinierten Tissucol-Fibrinklebeverbandes „menschlicher Uhu", läßt sich die gefürchtete Komplikation eines Hämatoms deutlich reduzieren. In der Literatur werden in 8–12% aller Fälle Hämatome beobachtet [12, 13, 17]. Dabei treten die meisten großen Hämatome in den ersten 12 Stunden auf. Sie lassen sich allein nur durch eine Operationsrevision beheben und gehören nicht in das Indikationsfeld des Fibrinklebers. Jedoch lassen sich die für den plastischen Gesichtschirurgen meist sehr unangenehmen kleinen lokalisierten Hämatome durch die Anwendung des Klebers vermeiden. Dies ist gerade bei dem sehr kritischen Klientel von Facelifting-Patienten

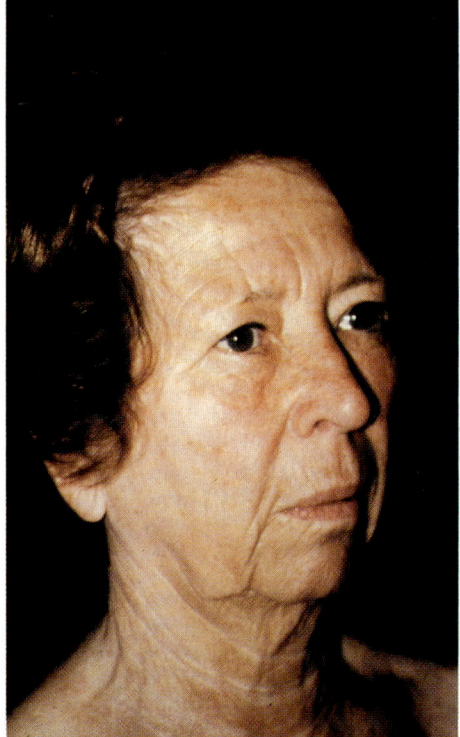 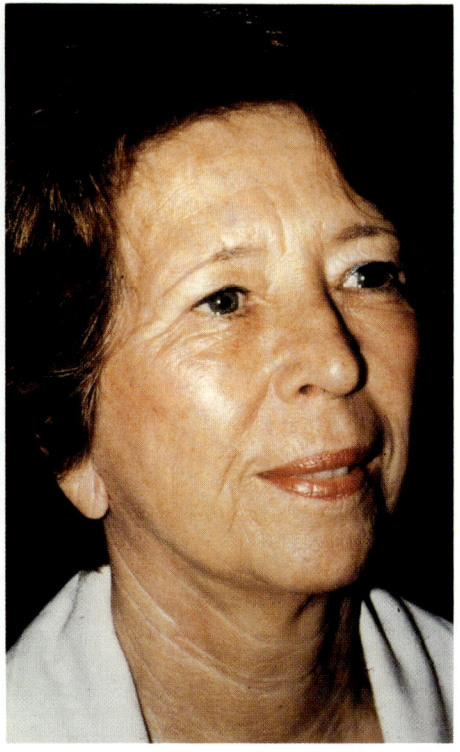

Abb. 2a. Patientin 67 Jahre, präoperativ

Abb. 2b. Zustand 1 Jahr nach beschriebener Op-Technik: Kollagenimplantation in Kombination mit Halslifting und Fibrinklebung ("Biofacelifting")

ein deutlicher Vorteil. Wir wenden inzwischen routinemäßig die Tissucol-Fibrinklebung mit dem Duploject-System und Sprühkopf (Tissomat) an. Der Vorteil liegt in einer Reduktion von Hämatombildung und in der Verkürzung des stationären Aufenthaltes auf maximal 2–3 Tage. Sogenannte Minilifts am Halse werden in örtlicher Betäubung und ambulant durchgeführt.

Dermabrasion

Viele Publikationen haben sich mit der Nachbehandlung nach Dermabrasion beschäftigt [2, 3, 5, 15]. Ein ideales Konzept scheint die Anwendung des Fibrinklebers zu sein. Während von einigen Autoren eine offene Behandlung der dermabradierten Areale vorgezogen wird [3], wobei durch Fönen der Wundfläche die Austrocknung und Krustenbildung gefördert wird, wird von anderen Autoren die Abdeckung des Wundsekretes durch ein feuchtes Gazenetz mit Salbenverbänden postuliert [5]. Auch bezüglich der Blutstillung unmittelbar nach der Abschleifung gibt es unterschiedliche Vorgehen, die jedoch alle nicht einheitlich befürwortet und der physiologischen Wundheilung zuträglich sind. Mit der Versiegelung der Wundfläche durch die Sprühapplikation (Tissomat) von Fibrinkleber steht nun eine Methode zur Verfügung bei der Behandlung von abgeschliffenen Hautarealen, die die Nachbehandlungsphase entscheidend verbessert. Der Fibrinkleber wird unmittelbar nach der Dermabrasio auf die abgeschliffenen Hautflächen gesprüht (Abb. 3). Dadurch wird die oberflächliche punktuelle Blutung optimal gestillt und es kommt nicht wie bei den herkömmlichen Verfahren – Blutstillung mit feucht-heißen Adrenalinkochsalzkompressen – zum Austrocknen der Haut. In der weiteren Nachbehandlungsphase sind keine fetthaltigen Verbände zur Vermeidung einer Austrocknung der Haut angezeigt, da der aufgesprühte Fibrinkleber patho-physiologisch ähnlich wie bei einer Verbrennung 2. Grades die Wundheilungsphase in den ersten postoperativen Tagen deutlich verbessert. Deshalb wurde an einem umfangreichen Patientenklientel die mit Fibrinkleber behandelten und mit herkömmlichen Gazeverbänden therapierten Patienten untersucht, wobei festgestellt werden konnte, daß bei Patienten mit Wundversiegelung durch Fibrinkleber bereits nach 7 Tagen eine Epithelisierung der abgeschliffenen Hautbezirke zu verzeichnen war, wohingegen bei Patienten ohne angewandte Fibrinklebung der Heilungsprozeß sich über 10 Tage erstreckte. Der Fortschritt bei Anwendung des Fibrinklebers bei Dermabrasio besteht nicht nur in der verbesserten Wundheilung, sondern auch in dem kürzeren stationären Aufenthalt. Ein Großteil der Patienten kann mit dieser Methode auch ambulant behandelt werden. Bei dieser Technik sind keine Verbände erforderlich und nach 72 Stunden können panthenolhaltige Salben aufgetragen werden.

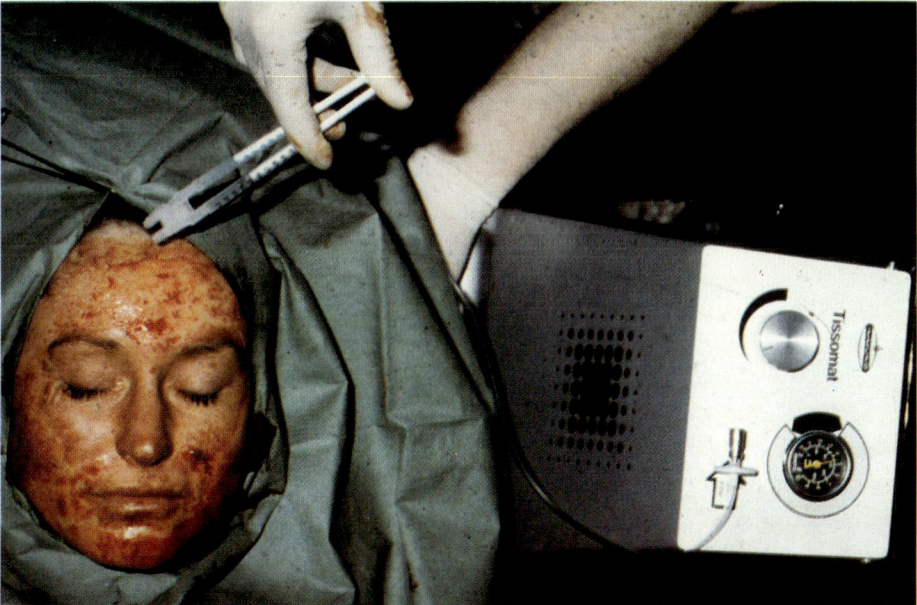

Abb. 3. Unmittelbar nach abgeschlossener Hautabschleifung erfolgt die Besprühung der gesamten Wundfläche. Durch die simultane Anwendung von Tissucol und Thrombinlösung mittels Duploject-System und Sprühkopf wird eine problemlose Blutstillung und eine verbesserte Wundheilung erreicht (Firma Immuno GmbH, Heidelberg)

Durch die Kombinationsbehandlung Dermabrasio und Fibrinkleber können bei Akne- und Unfallnarben, Fremdkörpereinsprengungen, Tätowierungen und Altersfalten optimale Ergebnisse erzielt und Komplikationen [1, 4, 8, 9] vermieden werden. Die simultane Anwendung von Tissucol und Thrombinlösung mittels Duploject-System und Sprühkopf eignet sich gut zum Besprühen großer Wundflächen. Nach einer Hautabschleifung erreicht man dadurch eine problemlose Blutstillung und eine verbesserte Wundheilung.

Haartransplantation

Die Fibrinklebung ist aus dem Repertoire des ästhetischen Gesichtschirurgen in der heutigen Zeit nicht mehr wegzudenken. Es wurden bereits einige Indikationen aufgezeigt. Auf dem Gebiet der Haartransplantation sowie der Therapie von Hämangiomen im Lippenbereich konnten wir durch die Anwendung von Fibrinkleber Fortschritte erzielen, die hier abschließend dargestellt werden sollen.

Gerade bei der Haartransplantation ist das Patientenklientel sehr kritisch, so daß ein langes Aufklärungsgespräch über die Möglichkeiten und Risiken angezeigt ist. Wir unterscheiden die Schwenklappenmethode und die Stanzmethode, bei der bis zu 100 der etwa 3–4 mm im Durchmesser große haartragende Hautzylinder aus dem Hinterhauptbereich ausgestanzt und nach Ausstanzung entsprechend an haarfreien Stellen im Stirnbereich wieder reimplantiert werden:

Bis zu 500 Zylinder können in mehreren Sitzungen bei ausreichendem Hinterhaupthaar übertragen werden.

Anschließend werden im unbehaarten Stirnbereich entsprechende Zylinder ausgestanzt. Ohne Fibrinklebung ist es oft schwierig, die entnommenen Haarzylinder exakt in die ausgestanzten Areale zu implantieren, da die Transplantate oft nach oben herausgedrückt werden. Seit der Anwendung des Fibrinklebers ist es möglich, diese Stanzzylinder exakt mit den haartragenden Explantaten auszufüllen und zu fixieren (Abb. 4). Im übrigen erreicht man dadurch eine problemlose Blutstillung und eine verbesserte Einheilung des transplantierten Haares. Nach Abschluß der Operation wird ein leichter Okklusionsverband für 24 Stunden angelegt.

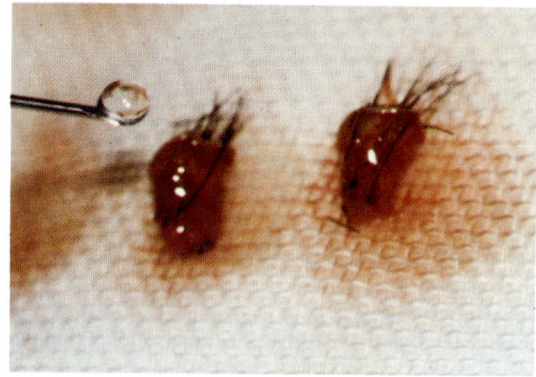

Abb. 4. Präparation der entnommenen Haarzylinder (∅ 4 mm). Applikation von Fibrinkleber

Anschließend wird der Patient angehalten, mit panthenolhaltigen Salben vorsichtig die Kopfhaut zu pflegen, um ein Austrocknen der Implantate zu vermeiden. Die Haare können ab dem 8. postoperativen Tag mit einem milden Shampoo gewaschen werden. Die Operation wird in örtlicher Betäubung und ambulant durchgeführt. Das Ergebnis wird bei einer ambulanten Kontrolluntersuchung im Abstand von 3 Monaten beurteilt. Nach diesem Zeitpunkt können weitere Haartransplantationen je nach Wunsch des Patienten erfolgen.

Hämangiombehandlung

Die Hämangiombehandlung bei Kindern im Lippenbereich ist problematisch wegen der häufigen Rezidivquote.

Hier bietet sich die intraläsionale Thrombosierung mit Fibrinkleber vor der Resektion des Lippenhämangioms an.

Dadurch konnte die Rezidivquote deutlich gesenkt werden. 4 Wochen vor der Operation werden 1–3 ml Fibrinkleber in das Hämangiom injiziert. Zum Zeitpunkt der Operation und 14 Tage postoperativ wird diese Maßnahme wiederholt. Die Abb. 5 zeigt neben der intraoperativen Injektionsbehandlung mit Fibrinkleber die Resektion eines ausgedehnten Unterlippenhämangioms bei einem 4jährigen Mädchen. Wir haben das Mädchen nunmehr über 2 Jahre verfolgt und konnten feststellen, daß es nunmehr 3 Jahre rezidivfrei war.

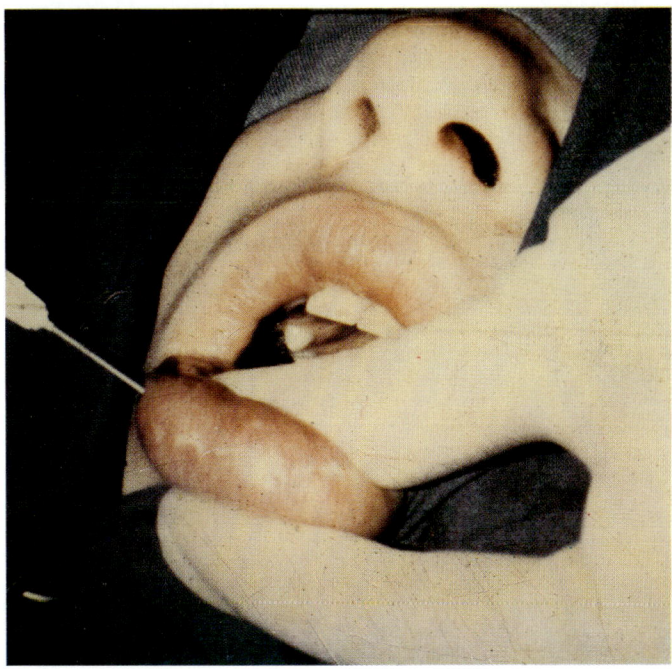

Abb. 5. Präoperative Thrombosierung der Unterlippe mit Fibrinkleber (Erklärung siehe Text)

Dieser Fall dokumentiert erneut, daß Fortschritte in der ästhetischen Gesichtschirurgie vornehmlich durch die Einführung neuer Materialien und Instrumente und nicht so sehr auf dem Gebiet der Erforschung neuer Operationstechniken zu erwarten sind.

Literatur

1. Ayres S, Wilson W, Luikart R, Gregersen A (1943) Dermal changes following dermabrasion. Arch Dermatol 79, 553–568
2. Bailin PL, Bailin MD (1982) Correction of depressed sears following Mohs surgery. Dermatol Surg Oncol 8, 845–849
3. Cahn RL (1980) Current status of acne treatment. Postgrad Med 67, 117–130
4. Eichmann F, Blank AA, Schnyder UW (1984) Spätkomplikationen nach Dermabrasion. In: Komplikationen in der operativen Dermatologie, Hrsg B. Konz u. D. Braun-Falco. Springer New York Berlin Heidelberg Tokyo, 49–51
5. Friedrich HC (1980) Korrektive Dermatologie. In: Korting, GU (Hrsg) Dermatologie in Praxis und Klinik. Georg Thieme Stuttgart, Kap. 7.96–7..102
6. Guerrero-Santos J (1978) The role of platysma muscle in rhytidoplasty. Clin Plast Surg 5, 29–34
7. Johnson JB, Hadley RC (1964) The aging face. In: Converse JM (ed) Reconstructive Plastic Surgery, Philadelphia, Saunders, 1306–1342
8. Jurpeas L (1965) Veränderungen des Hautrelief nach Dermabrasio. Hautarzt 18, 356–359
9. Landes E (1984) Komplikationen und Risiken der Dermabrasion. In: Komplikationen in der operativen Dermatologie, Hrsg B. Konz u. O. Braun-Falco. Springer New York Berlin Heidelberg Tokyo, 39–47
10. Landes E (1979) Dermabrasion: Maßnahmen und Hilfsmittel zur Verbesserung der Ergebnisse. In: Operative Dermatologie, Hrsg K. Salfeld. Springer New York Berlin Heidelberg, 234–240
11. Lexer E (1931) Die gesamte Wiederherstellungschirurgie. Band I und II. Johann Ambrosius Barth, Leipzig
12. Pitanguy J (1981) Esthetic plastic surgery of head and body. Springer Berlin Heidelberg New York
13. Rees TD, Aston SJ (1978) Complications of rhytidectomy. Clin Plast Surg 5, 1–8
14. Rees TD (1980) Aesthetic plastic surgery Volumen II. Saunders Company, Philadelphia London Toronto
15. Roenigk Jr HH (1977) Dermabrasion for miscellaneous cutaneus lesions. J Dermatol Surg Oncol 3, 322–328
16. Sohn SA, Sheen JH (1987) Fundamentaes of aesthetic plastic Surgery, Williams and Wilkins, Baltimore
17. Walter C, Mang WL (1982) Künstlicher Knochen in der Gesichtschirurgie. Laryng Rhinol Otol, 366
18. Webster GV (1972) The ischemic face lift. Plast Reconstr Surg 50, 560–562

Areola/Mamillen-Rekonstruktion mit Fibrinkleber bei Brustrekonstruktion nach Ablatio

N. OLIVARI

Einleitung

Bei der Brustrekonstruktion bedeutet die Areola/Mamillen-Rekonstruktion eine letzte ästhetische Vollendung der Brustform und Brustsymmetrie. Es bestehen verschiedene Meinungen, ob eine Areola/Mamillen-Rekonstruktion gleichzeitig bei der Volumenrekonstruktion erfolgen soll oder zu einem späteren Termin.

Die meisten Autoren vertreten eine spätere Rekonstruktion zwischen drei und sechs Monaten nach der Volumenrekonstruktion.

Mehrere Möglichkeiten bestehen in der Technik der Areola/Mamillen-Rekonstruktion.

Bei gleichzeitiger Reduktion der kontralateralen Seite, wenn die Areola sehr umfangreich ist, wird der periphere Teil der Areola zum Wiederaufbau benutzt.

Bei zu kleiner kontralateraler Areola oder wenn die kontralaterale Seite nicht operiert werden sollte, hat sich das Vollhauttransplantat aus dem Dammgebiet als sehr gute Methode zur Areolarekonstruktion erwiesen. Die früher gelegentlich angewandten Transplantate aus der Labia minora oder dem Ohrläppchen sind weitgehend von den meisten Autoren verlassen worden.

Patientengut und Methodik

Im vorliegenden Krankengut wurden nur die zwei o. g. Methoden angewandt. Die Mamillenrekonstruktion wiederum zeigt die schönste Form, wenn man die große kontralaterale Mamille aufteilt. Weniger ästhetisch gute Resultate zeigen die lokalen Lappen, die in vielen Fällen flach werden und auch ihr weißes Colorit ist ästhetisch nicht günstig.

Bisher wurden in unserer Klinik in den letzten vier Jahren 221 unilaterale und 20 bilaterale Brustrekonstruktionen durchgeführt und insgesamt 261 Areola/Mamillen-Rekonstruktionen vorgenommen.

Bisher wurde die Vollhaut aus dem Dammgebiet bzw. von der kontralateralen Areola mit 6×0 nicht resorbierbarem Faden in der entepithelialisierten Zone fixiert.

Nunmehr wurde in 20 Fällen versucht, die Areola und Mamille statt atraumatisch zu nähen, mit Fibrinkleber zu fixieren.

Der Fibrinkleber enthält humanes Fibrinogen, das durch Thrombin zu Fibrin gespalten wird.

P. R. Zellner (Hrsg.)
Fibrinklebung in der Verbrennungschirurgie – Plastischen Chirurgie
© Springer-Verlag Berlin Heidelberg 1988

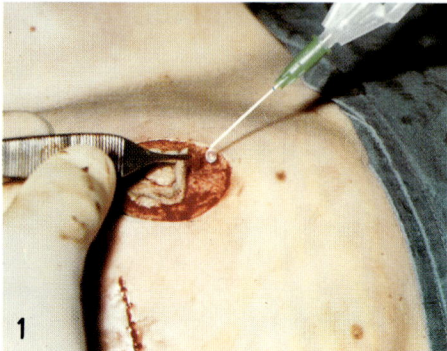 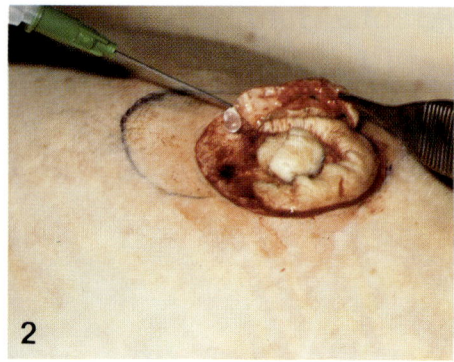

Abb. 1. Vor der Transplantation der Areola wird ein entsprechendes Areal entepithelialisiert. Mit Fibrinkleber Tissucol wird die entepithelialisierte Fläche behandelt (sog. schnelle Klebung mit 500 I.E. Thrombin). Direkt danach wird das Vollhauttransplantat geklebt und ca. zwei Minuten in dieser Stellung festgehalten (Abb. 2)

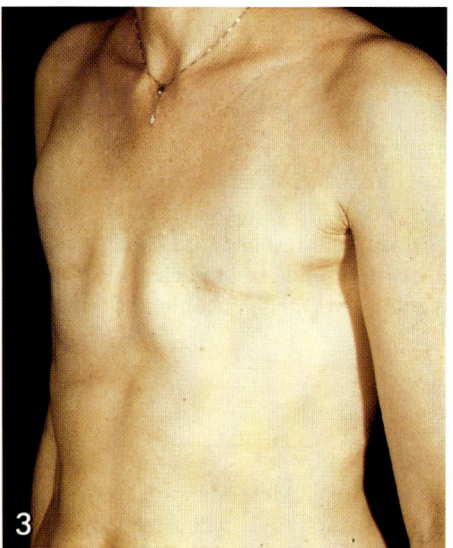 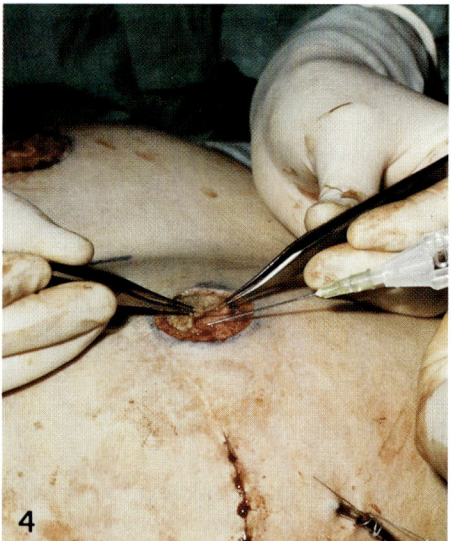

Abb. 3. Zustand nach Brustamputation bds. ein Jahr nach der Operation

Abb. 4. Areola und Mamille werden bds. mit Fibrinkleber fixiert. Gleichzeitig wurde das Brustvolumen mit zwei Silastic II Dow Corning Prothesen durch submuskuläre Implantation rekonstruiert.

Fibrin polymerisiert zu einem Fibrinclot, und vernetzt sich mit dem Fibrin der Wundflächen, wodurch die klebende Wirkung zustande kommt. Es wird also ein physiologischer Prozeß unterstützt. Der Vorteil besteht in der vollkommenen Resorbierbarkeit des Präparates.

Es wurde die sog. schnelle Klebung mit 500 I.E. Thrombin benutzt.

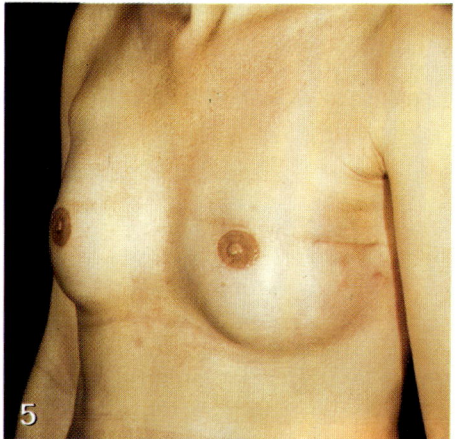
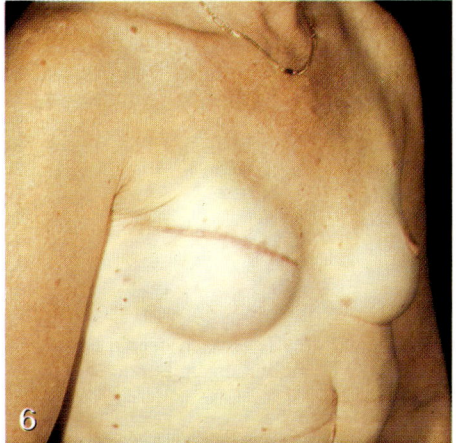

Abb. 5. Zustand sechs Monate nach der Operation. Die Areola und Mamille sind komplett angeheilt mit minimaler Narbenbildung

Abb. 6. Zustand nach Brustamputation rechts mit gleichzeitiger submuskulärer Implantation einem Silastic II Dow Corning Inlay

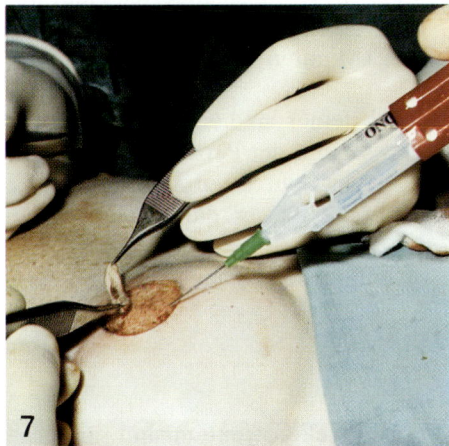
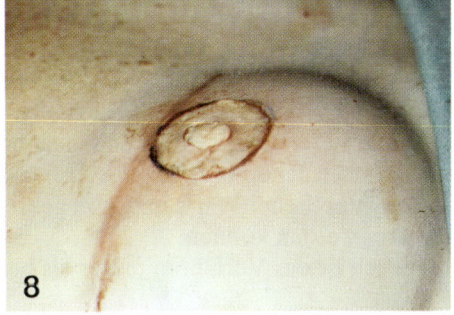

Abb. 8. Zustand am Ende der Operation

Abb. 7. Technik der Fibrinklebung. Mit spezieller Spritze wird der Fibrin-Schnellkleber auf die entepithelialisierte Fläche gebracht.

Bisher kann gesagt werden, daß das Verfahren einfach ist.

Der Fibrinkleber wird durch eine spezielle Spritze auf den entepithelialisierten Bereich aufgetragen und das Transplantat schnell ausgearbeitet. Die Verklebung erfolgt innerhalb von zwei Minuten.

Die Anheilung des Transplantates war wesentlich schneller als beim normalen Nähen, da hier offensichtlich die gesamte transplantierte Fläche mit der Unterlage fest verklebt war und damit eine raschere Einsprießung von Kapillaren aus der

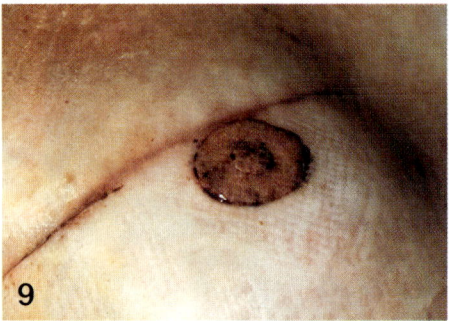

Abb. 9. Zustand drei Tage nach der Operation. Komplette Durchblutung im Bereich der gesamten Fläche

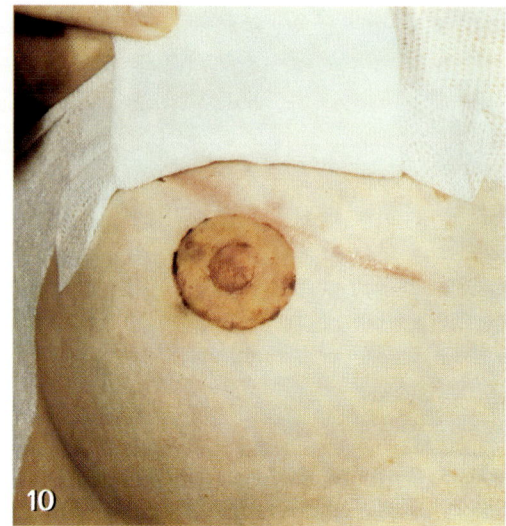

Abb. 10. Zustand 14 Tage nach der Operation. Komplette Abheilung

deepithelialisierten Zone erfolgen kann. Das Colorit der transplantierten Haut war schon am dritten Tag fast normal.

Die Operationszeit wurde von durchschnittlich 23 Minuten pro Areola/Mamille auf 2–3 Minuten verkürzt.

Die Narbe um die Areola zeigt sich wesentlich feiner als beim Nähen, da das Traumatisieren beim Nähen und auch beim Anfassen mit der Pinzette entfällt.

Die zusätzliche Fixierung des Transplantates erfolgte durch Sofratüll, eine dicke Lage synthetischer Watte und zwei gekreuzte elastische Pflaster, die nach drei Tagen entfernt werden können.

Jedoch ist das Verfahren teurer als beim konventionellen Nähen.

Ergebnisse

Von 20 mit Fibrinkleber fixierten Areolen bei Brustrekonstruktion sind sämtliche primär angeheilt. In nur einem Fall ist es zu einer Nekrose gekommen.

Zusammenfassung

Insgesamt gesehen ist die Fixierung des Areola/Mamillen-Komplexes bei der Brustrekonstruktion mit dem Fibrinkleber als eindeutiger Fortschritt anzusehen, der nicht nur bessere Resultate zeigt, sondern auch die Operationszeit verkürzt und bessere Resultate bringt als das konventionelle Einnähen.

Fibrinklebung beim Facelifting

CH. WOLFENSBERGER

Einleitung

Die häufigste Komplikation nach Facelifting-Operationen ist das Gesichtshämatom, welches entweder als großes Hämatom während der ersten 48 Stunden akut auftritt oder als kleinere, umschriebene, während der ersten 8–10 Tage auftretende lokalisierte Schwellung im Wangen- oder Halsbereich den Heilverlauf verzögert. Nach Stark kommt es in 3–10% der Fälle mit Facelifingoperationen zu einem Hämatom während der ersten 48 Stunden postoperativ.

Eine schwerwiegende Komplikation hat uns veranlaßt, 1982 erstmals eine Fibrinklebung bei einem Facelifting durchzuführen. Es handelte sich um schwere rezidivierende Gesichtshämatome in den ersten fünf postoperativen Tagen bei einer 48jährigen gesunden Patientin nach einem Hals-Facelifting. Die Hämatome traten beidseitig auf und führten zu schweren Oedemen im Halsbereich, so daß eine Dauerbeatmung mit Überwachung auf der Intensivstation erforderlich war. Ursache der schweren Nachblutungen war nicht eine Gerinnungsstörung, sondern mit großer Wahrscheinlichkeit eine lokale Gefäß-Permeabilitätsstörung im Wundgebiet, deren Ursache uns nicht bekannt war. Die Fibrinklebung erschien uns als die einzige Möglichkeit, die Komplikationskette zu beenden.

Das Verfahren der Fibrinklebung war aus der peripheren Nerventransplantation bekannt, die Anwendung beim Facelifting so gut wie unbekannt. Literaturangaben fanden sich nicht, auch war nicht bekannt, wie sich die Anwendung des Fibrinklebers in größeren Mengen im Bereiche der Gesichtshaut im Hinblick auf das ästhetische Resultat auswirken würde. Persönliche Erfahrungen wurden damals von Mühlbauer mitgeteilt, Angaben von weiteren Autoren waren zum damaligen Zeitpunkt nicht erhältlich. Es wurde nach fünf Tagen das wiederum *rezidivierte* beidseitige Gesichtshämatom ausgeräumt und eine lokale Applikation von je 5 ccm Zweikomponenten-Fibrinkleber in die offene Wunde im Wangen- und Halsbereich vorgenommen, danach die Wunde mit locker gesetzten Einzelknopfnähten verschlossen und während 10 Minuten komprimiert. Zur Aufbereitung des Fibrinklebers wurde von der Firma Immuno konstruierte Fibrinotherm Wärmegerät zur Verfügung gestellt. Im weiteren Verlauf kam es zum sofortigen Sistieren der wiederholten Nachblutungen, zum Abklingen des schweren Gesichtsoedems innerhalb von 24 Stunden, zu einer primären Wundheilung und trotz der schweren Komplikationen zu einem ästhetisch günstigen Spätergebnis.

P. R. Zellner (Hrsg.)
Fibrinklebung in der Verbrennungschirurgie – Plastischen Chirurgie
© Springer-Verlag Berlin Heidelberg 1988

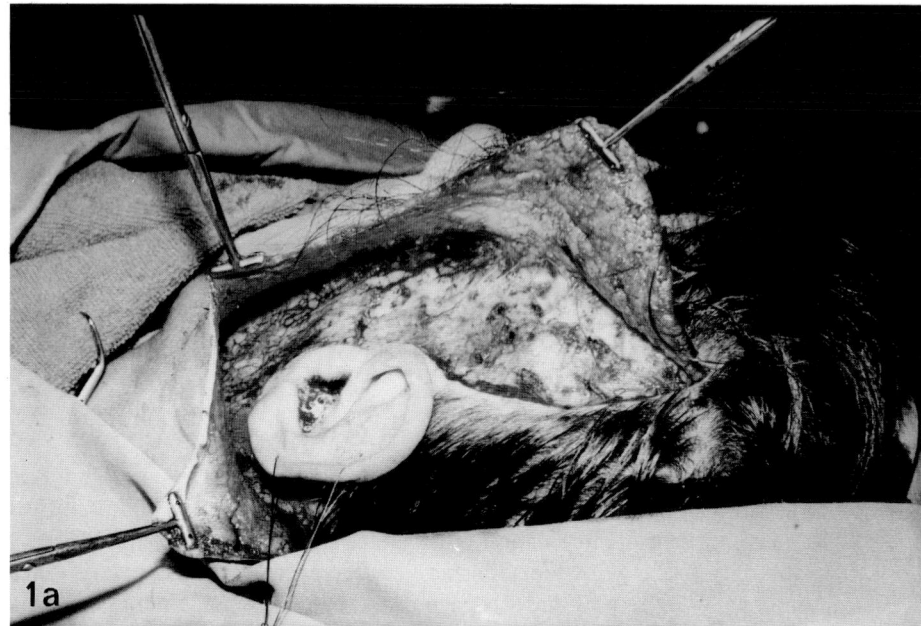

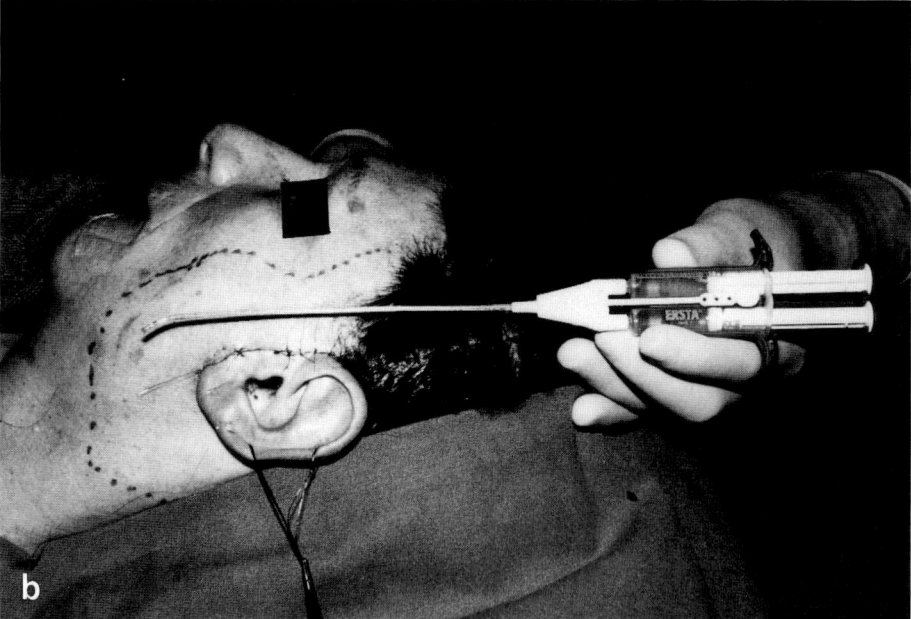

Abb. 1a–d. Applikation des Zweikomponenten-Fibrinklebers beim Standard-Facelifting mit Hilfe des Doppellumen-Katheters und des Duploject-Systems. **a)** Subkutan unterminierter Bereich im Schläfen-, Wangen- und Halsbereich sowie retroaurikulär. **b)** Nach Beendigung der Naht. Fibrinklebesystem und Applikations-Set bereit. **c)** Der Doppellumenkatheter wurde zwischen zwei Einzelknopfnähten im behaarten Bereich eingeführt. Dasselbe wird von retroaurikulär durchgeführt. **d)** Kompression mit beiden Händen über sterilen Gazekompressen, in Zugrichtung der Haut, bei der Schnellklebung während 5 Min.

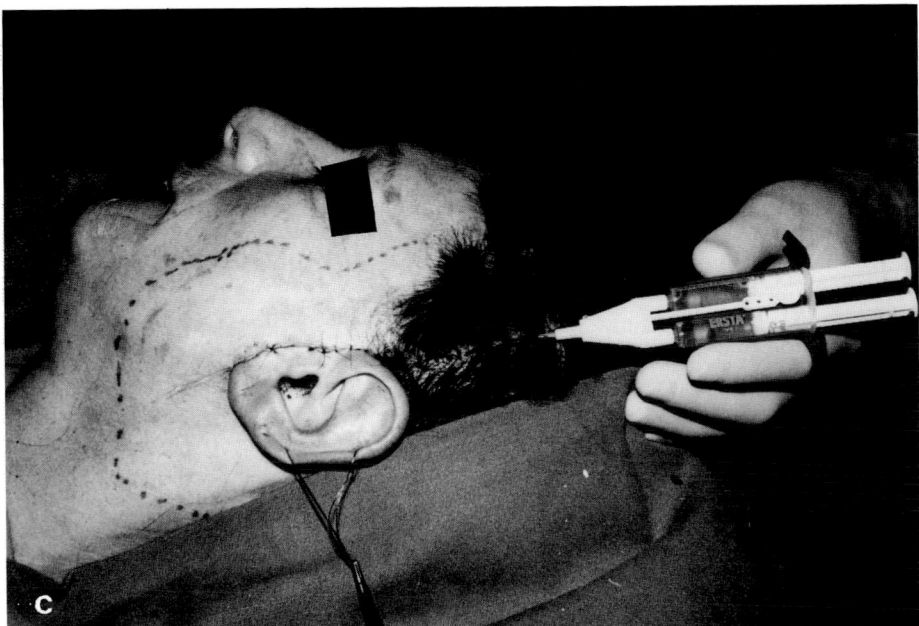

Abb. 1c

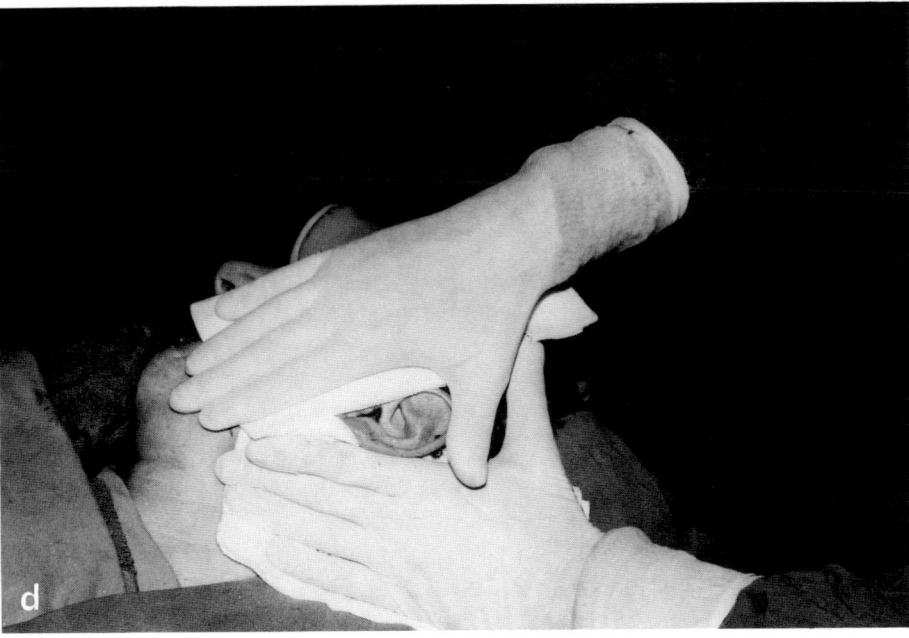

Abb. 1d

Aus dieser Erfahrung heraus wendet der Autor selbst bei jedem Facelifting primär den Fibrinkleber an. Seit Anfang 1984 bis Herbst 1986 wurde bei 52 Patienten mit Faceliftingoperationen primär intraoperativ die Fibrinklebung durchgeführt.

Applikationstechnik

Durch Verwendung des 1984 eingeführten Doppellumenkatheters wird der Fibrinkleber nach beendigter Hautnaht auf die gesamte Wundfläche verteilt. Nach Abschluß der Hautnaht auf einer Gesichtshälfte wird der Doppellumenkatheter unter die Haut in Richtung Kinn-/Halsregion zunächst von temporal, dann von retroaurikulär eingeführt. Die Injektion des Fibrinklebers erfolgt unter langsamem Zurückziehen des Katheters und gleichmäßiger Verteilung durch leichten Fingerdruck mit der anderen Hand. Es wird die Schnellklebung mit 500 E. Thrombin/ccm. bevorzugt. In der Regel werden pro Gesichtshälfte 2–4 ccm Fibrinkleber verwendet. Bei besonders ausgedehnter Unterminierung im Halsbereich muß die Menge nach Ermessen des Operateurs ev. auf 6 ccm erhöht werden. Die Menge von 4 ccm pro Gesichtshälfte musste jedoch nie überschritten werden (der in der Einleitung beschriebene Fall ist ausgenommen). Abschließend erfolgt eine gleichmäßige Kompression der Gesichts-/Halspartie mit der flachen Hand über Gazekompressen, während 5–10 Minuten (Abb. 1a–d). Eine Drainage erübrigt sich. Nach Beendigung der Fibrinklebung auf der einen Seite erfolgt das Facelifting auf der anderen Gesichtshälfte.

Es sei betont, daß die Fibrinklebung eine sorgfältige Blutstillung und atraumatische Naht keineswegs überflüssig macht. Sie stellt vielmehr einen zusätzlichen Sicherheitsfaktor dar, welcher nach Erfahrung des Autors das Hämatom-Risiko entscheidend herabsetzt. Dabei spielt sowohl die mechanische Klebung der abgelösten Hautpartien als auch die blutstillende Wirkung eine Rolle. Die in der Kasuistik aufgezeigten Erfahrungen zeigen, daß der Kostenaufwand, den die Fibrinklebung mit sich bringt, sicher gerechtfertigt ist.

Kasuistik

Vom März 1984 bis September 1986 wurde bei 52 doppelseitigen Faceliftingoperationen routinemäßig der Fibrinkleber in der beschriebenen Weise angewendet. Bei den

Tabelle 1. Durchgeführte Operationen

	Anzahl Patienten
Zervikofaziale Rhytidektomie (Hals-Facelifting)	45
Stirnlifting	4
Hals-Facelifting mit Stirnlifting kombiniert	1
Temporomalares Lifting (Wangen-Schläfenlifting)	2
Total:	52

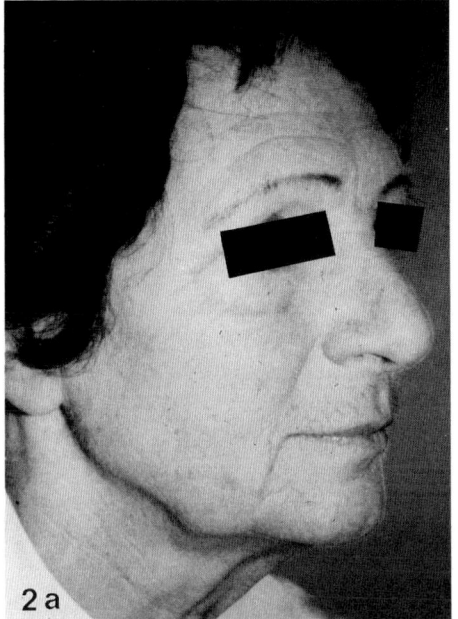

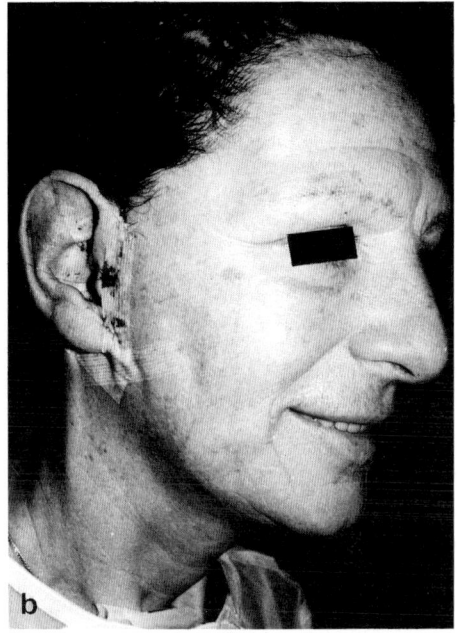

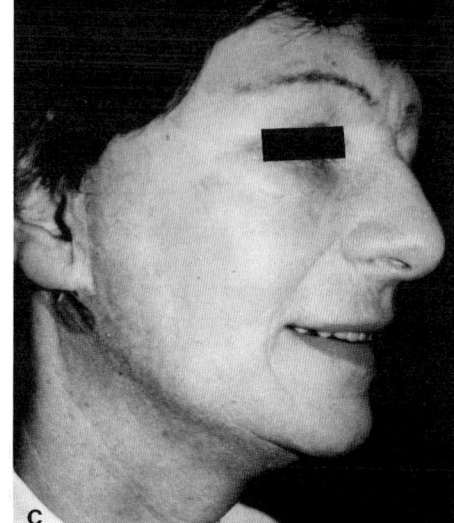

Abb. 2a–c. Dieselbe Patientin (54jährig) prä-operativ **a)** 24 Stunden postoperativ anläßlich des ersten Verbandwechsels **b)** und am 4. post-operativen Tag, wobei die präaurikuläre Naht noch mit hautfarbenen Steri-Strips abgedeckt ist. Man beachte die geringe Schwellung und das Fehlen von Ekchymosen.

Patienten handelte es sich um 44 Frauen und 8 Männer, im Alter zwischen 42 und 64 Jahren. 44 Operationen wurden am Belegspital stationär in Narkose, 8 Operationen ambulant in Lokalanästhesie im praxiseigenen Operationsraum vorgenommen. Eine Drainage war in keinem Fall notwendig. In keinem Fall trat ein Hämatom auf, weder in den ersten 24 Stunden noch zu einem späteren Zeitpunkt. Wundheilungsstörungen oder Nebenwirkungen mit sichtbaren Hautveränderungen traten nicht auf. Gesichtsoedem und Ekchymosen traten nicht oder in nur sehr geringem Maße auf (Tabelle 1).

Zusammenfassung

Es wird über 52 Fälle von Faceliftingoperationen mit intraoperativer Anwendung des Zweikomponenten-Fibrinklebers berichtet. Die Applikationstechnik mit dem Duplojektsystem und dem Doppellumenkatheter werden beschrieben. Was die Ap likationstechnik betrifft, so ist hervorzuheben, daß der Fibrinkleber jeweils nach abgeschlossener Hautnaht mit Hilfe des Doppellumenkatheters in das Wundgebiet eingebracht werden kann. Trotz der noch relativ geringen Fallzahl darf zusammenfassend gesagt werden, daß sich folgende Vorteile abzeichnen: Bei sorgfältiger Klebetechnik (eine exakte Blutstillung ist selbstverständlich Voraussetzung), kann ein Hämatom ausgeschlossen oder zumindest das Hämatomrisiko entscheidend herabgesetzt werden. Gesichtsoedeme und Ekchymosen können deutlich vermindert und dadurch die Heilungszeit verkürzt werden.

Literatur

1. Stark RB (1982) Aesthetic Plastic Surgery, Little Brown + Co., Boston
2. Weitere Literatur beim Verfasser

Behandlung von Ulcera und schlecht heilenden Hautwunden mit Hilfe des Fibrinklebers

G. Rupp

Einleitung

Seit etwa 15 Jahren steht ein hochkonzentriertes Fibrinogen-Kryopräzipitat (Tissucol) für physiologische Organklebungen zur Verfügung. Zusammen mit der zweiten Komponente Thrombin ergibt dies den sog. Fibrinkleber. Während in der ersten Zeit vor allem experimentelle mikrochirurgische Anwendungen (wie z. B. Nervenanastomosierungen [4, 5]) im Vordergrund standen, wurden etwa ab 1975 zusätzliche chirurgische Einsatzmöglichkeiten klinisch erprobt und eingeführt [1–3, 6–22].

In den Jahren 1976–1984 wurde der Kleber an unserer Klinik bei etwa 4500 Patienten eingesetzt. Bei ca. 1000, also gut ⅕ der Patienten, handelte es sich um Klebungen im Bereich der Haut.

Diese hohe Häufigkeit und die damit gewonnene große Erfahrung ermöglichte es, verläßliche Verfahren der Fibrinanwendung für die Haut zu entwickeln und nach und nach in standardisierter Form einzusetzen.

Methodik

Die verschiedenen Einsatzarten des Fibrinklebers im Hautbereich

Bei der Versorgung im Hautbereich unterscheiden wir vier verschiedene Arten des Fibrinkleber-Einsatzes. Diese sowie deren Häufigkeit in unserem Patientengut können Tabelle 1 entnommen werden.

Wundrandklebungen

Reine Wundrandklebungen kann man nur dann durchführen, wenn es gelingt, die Hautwunde mit den Wundflächen praktisch spannungslos aneinanderliegend zu schließen. Dies ist zum Beispiel oft bei typischen Stichwunden, glatten, nicht tiefen Rißquetschungen der Fall. In anderen Fällen erreicht man ein spannungsfreies Zusammenfügen der Hautwundflächen durch subkutane Nähte mit resorbierbarem Faden. Zur Wundklebung selbst wird der Fibrinkleber – am besten mit Hilfe einer Doppelspritze (Duploject) – auf die Wundflächen aufgebracht.

P. R. Zellner (Hrsg.)
Fibrinklebung in der Verbrennungschirurgie – Plastischen Chirurgie
© Springer-Verlag Berlin Heidelberg 1988

Tabelle 1. Häufigkeit des jeweils eingesetzten Fibrinklebers

Art des Fibrinkleber-Einsatzes	Anteil in %
Wundverklebungen	4,2
Kleben von Spalthauttransplantaten,	40,4
Gitterspalthauttransplantaten und Reverdinläppchen	
Wundinfiltrationen	42,6
Epithelbreiabdeckung	12,8

Je nach Wundgröße muß man dann die Wundränder mit zarten Pinzetten oder mit den Fingern so lange adaptierend halten, bis die Verklebung zum exakten Wundverschluß führt. Dieser Vorgang dauert in der Regel eine halbe bis wenige Minuten. Es ist dabei zu empfehlen, in angemessener Zeit vorsichtig durch Loslassen der Wundränder zu prüfen, ob schon genügend Wundrandverschluß erzielt wurde. Auf alle Fälle muß nach diesem Vorgang die geklebte Wunde etwa 5 Minuten in völliger Ruhe belassen werden, damit sich der Fibrinkleber verfestigen kann. Wenn möglich, kann man die so geklebte Wunde mit sterilen Klebestreifen verschließen, was eine zusätzliche Stabilisierung bedeutet.

Kleben von Spalthauttransplantaten, Gitterspalthauttransplantaten und Reverdinläppchen

Als erstes Einsatzgebiet des Fibrinklebers im Bereich der Haut, bot sich das Kleben von Spalthaut auf die Wundfläche an. Der Fibrinkleber wurde hier zuerst bei Transplantaten aus Spalthaut, die eingenäht wurden und nicht einheilten, eingesetzt. Es zeigten sich folgende Vorteile:

- Erstens wurden durch den Fibrinkleber Unregelmäßigkeiten der Wundoberfläche gut ausgeglichen, und durch die größere Befestigungsfläche dem Transplantat ein besserer Halt gegeben.
- Zweitens konnten wegen der blutstillenden Wirkung Nachbluten und die Seromenbildung verhindert werden.

Bei den ersten Anwendungen wurden Nachblutungen, Hämatome und Serome nicht beobachtet, wohl aber kam es stellenweise zur Nichteinheilung des Transplantates. Dies geschah offensichtlich dann, wenn Aprotinin zu reichlich eingebracht worden war, oder die Fibrinschicht zu dick geraten war. Diese Erfahrungen führten dazu, daß heute mit Hilfe der bereits erwähnten Doppelspritze Tissucol mit Thrombin plus Aprotinin fein dosiert aufgebracht wird. Bei Hautklebungen wird heute Aprotinin in einer Konzentration von 200 I. E./ml Kleber verwendet.

Zu hohe Aprotinin-Konzentrationen verhindern den normalen Abbau des Klebers und damit den Anschluß des Transplantats an sein Wundbett, die Folge ist eine Nekrose. Keine Aprotininbeimengung führt zu einem raschen Abbau des Klebers zur Ausbildung eines Seroms zur Anhebung der Transplantate und damit ebenfalls zum Untergang derselben.

Zum möglichst dünnschichtigen Auftragen benutzen wir, besonders bei großflächigen Wunden ein Sprühgerät*, das die Kleber-Komponenten fein verteilt und sehr dünnschichtig auf die Wundfläche aufbringt.

Ein zu dicker Fibrinfilm birgt die Gefahr der verzögerten Revaskularisation des Transplantates und damit die Gefahr von Nekrosen.

Das Einkleben eines Spalthauttransplantates geschieht folgendermaßen: Der vorbereitete Wundgrund wird genau ausgemessen und dann ein entsprechendes Spalthauttransplantat an einer geeigneten Stelle entnommen. Die Spalthaut wird auf die Wunde aufgelegt und so zurechtgeschnitten, daß sie sich spannungsfrei in das Wundbett einfügen läßt.

Dann wird der Fibrinkleber mit Hilfe des Sprühgerätes auf die Wundfläche dünn aufgebracht, die Spalthaut sofort auf die Wundfläche gelegt und etwa eine Minute mit einem Tupfer unter geringem Druck festgehalten.

Danach ist die Spalthaut so gut verklebt, daß er sich mit der Wundumgebung elastisch verziehen läßt, ohne sich vom Wundgrund abzuheben. Extremitäten können, falls erforderlich, durch einen äußeren Verband (Gipsverband) ruhiggestellt werden. Die Spalthaut wird aber mit ihrem Wundbereich offengelassen und durch eine entsprechende Gitteranordnung vor unerwünschter Berührung geschützt. Der früher übliche Kompressionsverband und das Einschneiden von kleinen Spalten in den verpflanzten Hautlappen erübrigen sich. Durch diese Verbandanordnung kann man den Einheilungsvorgang gut beobachten und jederzeit eventuell notwendige Maßnahmen setzen. Auf diese Art und Weise wurde die Transplantation von Spalthaut vereinfacht und die Operationszeit deutlich verkürzt. Die Einheilungsquoten sind mit fast 100% äußerst zufriedenstellend.

In den letzten Jahren wurde damit begonnen, großflächige Verbrennungswunden sowie verschmutzte Wunden mit Gitterspalthaut klebend zu verschließen. Frische Verbrennungswunden werden nach dem Unterkühlen in Narkose scharf gereinigt (Debridement). Dann wird der Wundgrund mit einem dünnen Film aus Fibrinkleber bedeckt. Anschließend wird Gitterspalthaut aufgelegt, die sich mit dem Fibrinkleber festhaftend verbinden und innerhalb von 24 Stunden eine feste Schutzschicht über den Wundflächen bilden. Diese Abdeckung von großflächigen Wunden ist trocken und durch den festen Schorf, der mit dem Gitterspalthaut zusammen die Wundfläche bedeckt, wird die Wunde gegen das Einwandern von Keimen gut geschützt. Wesentlich ist, daß sich diese Wundflächen auch über längere Zeiträume – zwei bis drei Wochen – völlig trocken halten lassen. Sollte sich irgendwo am Rande oder in der Fläche selbst eine feuchte Stelle bilden, so kann sie rasch abgedeckt werden. Dadurch kann man kritische Phasen, die es vor allem bei der Behandlung großflächiger Verbrennungswunden gibt, gut überbrücken; die Infektionsgefahr wird deutlich herabgesetzt und der Flüssigkeitsverlust durch die Wundflächen vermindert.

Ein weiterer Vorteil ergibt sich bei der Versorgung von Wunden an den Extremitäten. Bei Operationen in Blutsperre kann der Fibrinkleber zur Klebung der Gitterspalthaut aufgesprüht werden. Nach Polymerisation des Klebers (etwa nach 5–10

---

* Entwicklung durch das Institut für experimentelle Chirurgie der Technischen Universität München (Direktor: Prof. Dr. med. G. Blümel), heute: Tissomat, Immuno AG Wien

Minuten) kann die Blutsperre geöffnet werden, nennenswerte Nachblutungen werden nicht auftreten.

Kleinere Wunden, die rasch verschlossen werden müssen, obwohl der Wundgrund noch nicht sauber ist, legen wir an den Wundflächen mit Reverdinläppchen locker aus und verkleben diese mit dem Wundgrund. Die Zwischenräume zwischen den Reverdinläppchen werden von Fibrinbrücken fest verschlossen. In der Regel können diese Läppchen dann ungestört einheilen. Für die in diesem Abschnitt geschilderte Anwendung des Fibrinklebers wird eine Dosierung von 500 bis 100 KIE Aprotinin pro ml Thrombinlösung empfohlen.

Wundinfiltrationen

Die Technik der Wundinfiltrationen wurde bei schlecht heilenden Wunden oder Ulcera cruris eingesetzt. Mit ihrer Hilfe können diese rasch und verläßlich zur Heilung gebracht werden. Es wurde von der gesunden Haut aus her mit einer Nadel der Wundgrund unterfahren und dann in diese Region die Kleberkomponenten eingespritzt, so daß sie durch den Wundgrund wieder an die Oberfläche trat. In der Regel ist dann nach spätestens 24 Stunden diese Wunde von einem gesunden, trockenen Schorf bedeckt, der die Wundränder zusammenzieht, und außerdem nach unseren Beobachtungen das Einwandern von Keimen erschwert oder verhindert.

Ulcera cruris lassen sich mit der gleichen Technik umspritzen. Dadurch werden selbst eitrige, entzündete Hautpartien trocken. Die Entzündungssituation beruhigt sich rasch und es bilden sich schirmende und schützende Krusten über den Wundbezirken. Unter diesen werden dann die Wunden rasch von den Rändern her epithelisiert.

Ergebnisse

Fallbeispiel

Ein besonderer Fall wird hier vorgezeigt, wobei es sich um einen über 60 Jahre alten Mann mit einem Ulkus an der Fußsohle handelte. Dieser war über Jahre hindurch mit allen möglichen chirurgischen und physikalischen sowie dermatologischen Methoden behandelt worden. Trotzdem kam es nicht zur Abheilung. Bei der Umspritzung mit dem Fibrinkleber-Komponenten erlosch die Entzündung innerhalb von einigen Wochen, und nach etwa 8 Wochen war die ursprüngliche Ulkusstelle, deren Ausmaß 4×3 cm und eine Tiefe von 0,5 cm aufwies, epithelisiert. Diese mit Epithel gedeckte Hautstelle blieb auch im weiteren Verlauf belastungsfähig und das Ulkus rezidivierte nicht mehr.

Epithelbrei-Abdeckung

In manchen Fällen macht es die Allgemeinsituation oder eine spezielle Situation nicht möglich, Wunden sofort mit einem dauerhaften Verschluß zu decken. Um gefährdete

Gewebe bzw. Organteile im Defektbereich zu schützen, findet in solchen Fällen ein Brei aus Epithel und Fibrinkleber zur temporären Deckung Anwendung. In Lokalanästhesie oder in Allgemeinnarkose wird mit einem Skalpell eine gesunde Hautoberfläche so lange geschabt, bis die Haut blutet. Das dabei gewonnene Epithelmaterial wird mit den Kleber-Komponenten zu einem Brei vermischt und dann auf Hautdefekte, oder besonders auch offenliegende Knochen aufgetragen. Nach der vollständigen Verfestigung des Materials zieht es die Wundränder etwas zusammen und bildet einen mit den Wundflächen fest verbundenen Abschluß. Obwohl dieser Verbund primär als temporäre Maßnahme zum Zwecke des schnellen Wundverschlusses gedacht ist, konnte in einigen Fällen ein bleibender Verschluß erzielt werden. Es bilden sich dann typischerweise kleine Epithelinseln, von denen ausgehend die Wunde komplett epithelisiert wurde. Man kann bei dieser Art der Defektdeckung Zeit bis zur endgültigen Versorgung gewinnen.

Literatur

1. Braun F, Holle J, Kovac W, Lindner A, Spängler HP (1975) Untersuchungen über die Replantation autologer Vollhaut mit Hilfe hochkonzentrierten Fibrinogens und Blutgerinnungsfaktor XIII. Wien med Wschr 24, 213–219
2. Gierhake FW (1976) Wundheilungsstörungen und ihre Verhütung. Unfallheilkunde 79, 457–460
3. Henning K, Rauchenwald K, Urlesberger H (1977) Anwendung eines Fibrinklebers in der Nierentraumatologie. Helv chir Acta 44, 329–332
4. Matras H, Dinges HP, Lassmann H, Mamoli B (1972) Zur nahtlosen interfaszikulären Nerventransplantation im Tierexperiment. Wien med Wschr 37, 517–523
5. Matras H, Braun F, Lassmann H, Ammerer P, Mamoli B (1973) Plasma clotwelding of nerves (experimental report). J max fac Surg I, 236–247
6. Rupp G, Stemberger A (1978) Versorgung frischer Achillessehnenrupturen mit resorbierbarem Nahtmaterial und Fibrinkleber. Med Welt 29, 796–798
7. Rupp G, Stemberger A, Haas S, Blümel G (1979) Klinische Erfahrungen mit Kleben von Sehnenrupturen. Langenbecks Arch Chir, 349
8. Rupp G (1981) Aktuelles über die Fibrinklebung im Bereich der Traumatologie. In: Mikrozirkulation und Prostaglandinstoffwechsel, Verh 25. Tag Deutsch Arb Gem f Blutgerinn Forsch München, Hrsg G. Blümel u. S. Haas, Schattauer, 353–356
9. Rupp G (1982) Die Implantation der zementfreien Hüttprothese mit Hilfe des Fibrinklebers. In: Fibrinkleber in Orthopädie und Traumatologie, Hrsg H. Cotta u. A. Braun, G. Thieme, 91–92
10. Rupp G (1982) Die autologe Knorpel-Knochen-Wechselplombe. In: Fibrinkleber in Orthopädie und Traumatologie, Hrsg H. Cotta u. A. Braun, G. Thieme, 151–152
11. Rupp G, Stemberger A (1982) Fibrinklebung in der Orthopädie. Med Welt 29, 766–767
12. Rupp G (1982) Die fibringeklebte Achillessehnenruptur. In: Fibrinkleber in Orthopädie und Traumatologie, Hrsg H. Cotta u. A. Braun, G. Thieme, 140–141
13. Scheele J, Herzog J, Mühe E (1978) Anastomosensicherung am Verdauungstrakt mit Fibrinkleber. Nahttechnische Grundlagen, experimentelle Befunde, klinische Erfahrungen. Zbl Chirurgie 103, 1325–1336
14. Scheele J, Mühe E, Wopfner F (1978) Fibrinklebung – Eine neue Behandlungsmethode beim persistierenden und rezidivierenden Spontanpneumothorax. Chirurg 49, 236–243
15. Simma W, Hesse H, Krenmayr E, Finsterbusch W, Grasl G, Rupp G (1982) Zur Technik der Abdichtung von Bifurkationsprothesen mit Fibrinkleber. Angio Archiv 3
16. Spängler H (1976) Gewebeklebung und lokale Blutstillung mit Fibrinogen, Thrombin und Blutgerinnungsfaktor XIII. Wien klin Wschr 88, Suppl 49, 1
17. Spängler HP, Braun F, Holle J, Moritz E, Wolner E (1976) Die lokale Anwendung von Fibrinogen und Kollagen zur Blutstillung in der Herzchirurgie. Wien med Wschr 7, 86–89

18. Spilker G, Fischer M, Stemberger A, Haas S, Fritsche H-M, Blümel G (1979) Versiegelung von ausgedehnten Leberparenchymdefekten mit Fibrinkleber und Kollagenschwämmen. Langenbecks Arch Chir 319, 534

19. Spilker G, Fischer M, Stemberger A, Fritsche H-M, Meierhofer JH, Haas S, Blümel G (1980) Fibrinklebung nach ausgedehnten Leberparenchymdefekten. Ein neues therapeutisches Verfahren in der Leberchirurgie. In: O. Zelder et al. (Hrsg) Experimentelle und klinische Hepatologie, Leberresektion und Leberregeneration, experimentelle Leberschädigung, Pfortaderhochdruck, Varia 2. Arbeitstagung, Marburg/Lahn 1978, S 25–28, Thieme Stuttgart New York

20. Spilker G, Türk R, Erhardt W, Wuttke V, Rupp G, Fischer M, Blümel G (1981) Fibrinklebung als wirkungsvolle Blutstillung bei großflächigen Parenchymdefekten in der Leberchirurgie. In: G. Blümel, S. Haas (Hrsg) S 319–322, Schattauer Stuttgart

21. Stübinger B, Fritsche H-M, Wriedt-Lübbe I, Senekowitsch R, Erhardt W, Stemberger A, Blümel G (1981) Experimentelle Untersuchungen zur Überbrückung von Knochendefekten. Hefte zur Unfallheilkunde 153, 80–83

22. Stübinger B, Prokscha GW, Fritsche H-M, Stemberger A, Theisinger W, Blümel G (1981) Anwendung des Fibrinklebers in der Frakturbehandlung. Hefte zur Unfallheilkunde 153, 75–77

Verwendung des Fibrinklebers bei superinfizierten Wunden und bei Zytostatika-Nekrosen

H. Köstering, J. U. Wieding, J. Gaudius, J. Kusmann, B. Talatschik

Einleitung

Der normale Wundverschluß und eine optimale, kosmetisch vertretbare Narbenbildung kann bei allen Patienten nur durch möglichst sofort gebildetes Fibrin, das ausreichend durch Faktor XIII stabilisiert und keiner übermäßigen generalisierten bzw. lokalen Fibrinolyse ausgesetzt ist, erfolgen. Damit war der Fibrinkleber für viele Patienten mit hämorrhagischen Diathesen, anamnestisch bekannten Wundheilungsstörungen und für bestimmte operative Verfahren ein sehr wichtiges und lange Zeit erwartetes Medikament. Die Indikationen, für den Fibrinkleber – sind in Übereinstimmung mit der zu diesem Thema inzwischen sehr ausgedehnten Literatur in der Tabelle 1 zusammengefaßt.

Im weiteren soll nun über Erfahrungen bei Zytostatika-Hautnekrosen und über die Therapie von superinfizierten Wunden, wie Decubital-Ulzera, Sekundärheilungen

Tabelle 1. Die bewährten Indikationen des Fibrinklebers

Abdichtung von:	*Unterstützung von:*
a) Gefäßprothesen	Enteroanastomosen
b) Nahtstellen	Sehnennähten
c) Gefäßnähten	Tympanoplastiken
d) Perikardiolyse	Stimmbandverklebungen
Mikrogefäßanastomosen	Traumatischen Trommelfelldefekten
Pleura bei Spontanpneumothorax	Tonsillarnischen
Pleuritis carcinomatosa	
Liquordichte Verklebung:	*Füllung von:*
Dura-Transplantate	Knochenhöhlen (z. B. Osteomyelitis)
offene Duradefekte	Weichteilhöhlen
Liquorfisteln	„sterilen" Fisteln
Nervenanastomosen	Endoprothesen
	Zahnextraktionshöhlen
Klebung von:	*Oberflächliche Wunden:*
Leberrupturen	Zytostatika-Nekrosen
Probeexzisionen (Leber)	Ulcus cruris
Gallenblasenbett	Dekubital-Ulzera
Nierenrupturen	Hauttransplantate
Nierenteilresektion	Spalthautlappen
Prostatektomie	Sekundärnähte
Knorpel, Knochen	

In: H. Köstering, Onkologie und Blutgerinnung, Schattauer Verlag 1984

P. R. Zellner (Hrsg.)
Fibrinklebung in der Verbrennungschirurgie – Plastischen Chirurgie
© Springer-Verlag Berlin Heidelberg 1988

Tabelle 2. Zytostatika, die vermehrt zu Hautnekrosen führen. Es wird außerdem darauf hingewiesen, daß Verschlimmerungen der Extravasation durch Sonneneinstrahlung, Röntgenbestrahlung und einer Wiederholung der Injektion des Zytostatikums erfolgt

Cytostatika-Hautnekrosen durch:

1. Adriamycin
2. Mitomycin C
3. Actinomycin D
4. Dicarbacin (DTIC)
5. Vinca-Alkaloide
   a) Oncovin
   b) Vinblastin
   c) Vindesin
6. Lyovac Cosmegen
7. Piperazindion

Verschlimmerung durch:
a) Sonneneinstrahlung
b) Röntgenbestrahlung
c) Wiederholung einer Injektion der auslösenden Substanz (bis zu 5 W)

und Ulcera cruris berichtet werden. Dabei muß man von vornherein berücksichtigen, daß es sich hier um superinfizierte Wunden handelt, wobei Fibrinogen und Fibrin ein hervorragender Nährboden für manche Bakterienstämme darstellt. Da jedoch Thrombin und auch der fibrinstabilisierende Faktor, der Faktor XIII, bakteriostatisch wirkt, wurde bei Zytostatika-Nekrosen seit 1977 der Fibrinkleber zur Anwendung gebracht. Da jede andere Therapie mit großem Aufwand und Risiken verbunden ist. Die sofortige Schmerzfreiheit, eine damit einhergehende, verbesserte Beweglichkeit und eine Abheilung der Zytostatika-Hautnekrosen, ist Anlaß über den Fibrinkleber bei der Tharapie dieser Wunden kurz zu berichten.

Die Tabelle 2 gibt jene Medikamente wieder, bei denen Hautnekrosen gehäuft auftreten. Dabei muß darauf hingewiesen werden, daß die schwersten Hautnekrosen unter Adriamycin und Mitomycin C gesehen wurden. Während andererseits die Vincaalkaloide meistens nur eine Ablösung der oberen Schichten der Cutis, einen brennenden Schmerz aber keine tiefe bis zum Periost reichende Nekrosen bewirkten. Am intensivsten werden die Veränderungen bei dem Adriamycin untersucht. Aus Tabelle 3 ist zu sehen, wie schwierig es sein kann, das Ausmaß der erfolgten Extravasation z.B. von Adriamycin rechtzeitig zu erkennen. Hier ist auf jeden Fall darauf hinzuweisen, daß eine sorgfältige Infusionstechnik Voraussetzung ist, und die Patienten müssen darauf hingewiesen werden, daß beim Auftreten von Schmerzen eine möglichst sofort einsetzende Behandlung mit Heparin und Methylprednisolon als Unterspritzung erfolgen sollte. Dazu genügt der alleinige Verdacht, weil nur dadurch die Zytostatika-Hautnekrose weitgehend vermieden werden kann. Es sei vermerkt, daß alle Unterspritzungen, die in den ersten 6 Tagen erfolgten, in keinem Fall mehr zu einer Zytostatika-Hautnekrose geführt haben.

Um nun die in der Tabelle aufgrund histomorphologischer Untersuchungen und klinischer Beobachtung dargestellten Ergebnisse im einzelnen diskutieren zu können, erscheint der Hinweis wichtig, daß es sehr schnell zu massiven Veränderungen des Gefäßendothels, zu Thrombosierungen auch der kleinsten arteriellen und venö-

Tabelle 3. Die unter Adriamycin bekannten klinischen und histomorphologischen erhobenen Ergebnisse

Klinische und histomorphologische Befunde nach Extravasation von Adriamycin

1. Sofort lokaler, brennender Schmerz und Bewegungseinschränkung meist mehrerer Gelenke
2. Gelegentlich rötliche Hautverfärbung
3. Ab 2. Stunde Vasodilatation und Sludge von Erythrozyten, zunehmende Schmerzen
4. Nach 24 h Papel, selten Entzündungszeichen (Hautrötung, Temperaturdifferenz)
5. 48–72 h degenerative Veränderungen der Gefäßendothele, Thrombosierungen der Gefäße und Extravasation von Blutkörperchen
6. 2.–7. Tag Aufrichtung der Haare und Hornhautabschilferung
7. 3.–7. Tag Nekrobiose von Kollagen und Vaskularisation
8. 7 Tage lang wurde Adriamycin lokal nachgewiesen
9. Nach zirka 3 Wochen gefäßfreies sklerotisches Kollagen mit Hautkruste
10. Indolente Ulzeration der Haut 1–13 Wochen
11. Zu keinem Zeitpunkt Entzündungszellen nachweisbar
12. Fortschreitende Nekrose der Haut. Freilegung der Sehnen, Unterminierung der Haut und ödematöse Auftreibung der Periosts
13. Stillstand der Ulzeration meist erst nach 3–5 Monaten
14. Hauttransplantate werden häufig abgestoßen
15. Stark verzögerte Abheilung des Ulkus meist erst nach 6 Monaten mit Bewegungsschmerzen
16. Dauerschäden: Bewegungsschmerzen, Bewegungseinschränkungen der Gelenke, Kontrakturen, Hautnarben

In: H. Köstering, Onkologie und Blutgerinnung, Schattauer Verlag 1984

sen Gefäße und auch zur Extravasation von Blutkörperchen kommt. Ein Stillstand der fortschreitenden Nekrose tritt meistens erst nach 3–5 Monaten ein. Hauttransplantate werden häufig abgestoßen und es wurden inzwischen Beobachtungen mitgeteilt, nach denen die Abheilung einer Zytostatika-Hautnekrose erst nach 18 Monaten trotz operativen Vorgehens und aller Maßnahmen erfolgt ist. Hinzu kommen die lange Zeit bestehenden Bewegungsschmerzen, Kontrakturen und oft sehr entstellende Hautnarben.

Der Fibrinkleber wird (Abb. 1) in typischer Weise aufgetragen. Fast ausnahmslos verwenden wir 500 E Thrombin/ml, da es ja hier auf einen möglichst schnellen Wundverschluß ankommt. Bei nicht granulierenden Wunden und schlecht anhaftenden Fibrinkleber wird, jetzt mit 4 E Thrombin versetztes, Fibrinogen durch den

Tabelle 4. Tabelle über unser Vorgehen bei der Fibrinklebung von Zytostatika-Nekrosen

1. Säuberung der Nekrosen (H_2O_2, Kodanspray)
2. Spülung mit physiologischer Kochsalzlösung und Epsilon-Aminocapronsäure, Austupfen
3. Fibrinogen auftragen und mischen mit einer konzentrierten (ca. 500 E Thrombin/ml) Thrombin-Kallikreininhibitor-$CaCl_2$-Lösung (Set, Röhrchen D)
4. Fibrinogen mit einer (4 F. Thrombin/ml) enthaltenden Thrombin-Kallikreininhibitor-$CaCl_2$-Lösung in der Spritze mischen und schnell den Ulkus umgebenden Bezirk unterspritzen und komprimieren (Set, Röhrchen C)
5. Überschichten mit Epsilon-Aminocapronsäure
6. Tagsüber (3 Tage lang) stündlich 1 g Epsilon-Aminocapronsäure oral oder entsprechende Menge (4 × 1 Tablette) Cyclocapron zur Blockade der Fibrinolyse

In: H. Köstering, Onkologie und Blutgerinnung, Schattauer Verlag 1984

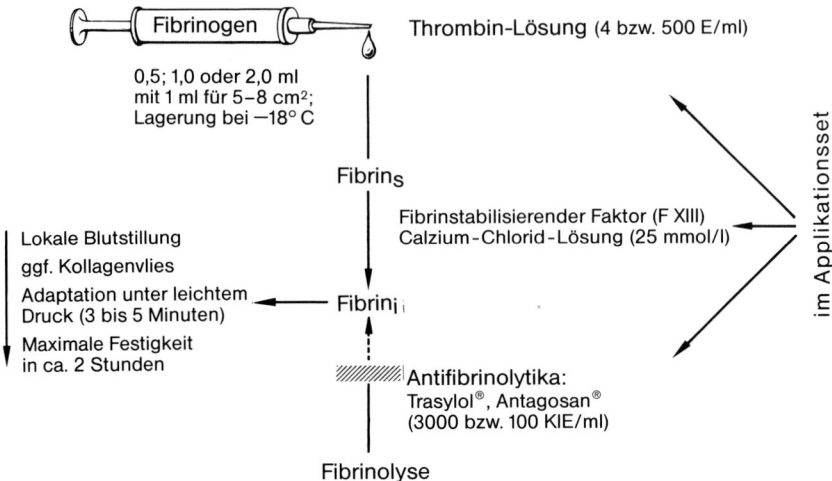

Abb. 1. Unser Vorgehen bei der Fibrinklebung mit dem Fibrinkleber

gelegten Fibrinfilm in das darunter gelegene subkutane Gewebe gespritzt. Dadurch kann eine wesentlich bessere Haftung und schnellere Granulation in den meisten Fällen erreicht werden.

Ein besonderes Problem stellt die Säuberung der Zytostatikanekrosen dar, die mit den verschiedensten Keimen verunreinigt sind. Selten kommt es zu massiven Ansammlungen von Bakterien unter dem Fibrinkleber, da Thrombin und Faktor XIII bakteriostatisch wirken.

Ein weiteres Problem stellt die Ablösung bzw. die Lyse des aufgetragenen Fibrins dar, da trotz des Zusatzes von Aprotinin bei diesen superinfizierten Wunden häufiger dieser Fibrin-Wundverschluß lysiert wird. Hier hat sich die lokale, aber auch die zusätzliche orale Applikation von synthetischen Antifibrinolytika, z. B. Cyclocapron 4 × 1 Tablette oder Epsilon-Aminocapronsäure bewährt, weil es dadurch neben der verhinderten Umwandlung von Plasminogen zu Plasmin auch zu einer Stabilisierung des gebildeten Fibrins kommt.

Abbildung 2a zeigt eine typische Vindesin-Hautnekrose bei Beginn der Behandlung. Die Abbildung 2a zeigt diesen Patienten nach erfolgter Unterspritzung mit Heparin und Cortison sowie nach Auftragen des Fibrinklebers.

Abbildung 2b zeigt den Unterarm, wie er 4 Tage nach der Behandlung mit Fibrinkleber bereits in Abheilung begriffen ist. Die Extravasation von Vindesin spielt klinisch keine entscheidende Rolle.

Das ist jedoch ganz anders bei einer Patientin, bei der Adriamycin gegeben wurde, und die erst (Abb. 3) nach 18 Tagen bereit war, eine Unterspritzungsbehandlung zuzulassen. Dieser Verlauf kann als der Leidensweg einer Patientin mit Extravasation eines Zytostatikums, das nicht rechtzeitig behandelt wurde, gesehen werden. Nach 14 Wochen kam es zu einer zunehmenden Nekrose trotz der Unterspritzungstherapie und erst nach 26 Wochen zu einer vollständigen Abheilung dieser schweren Nekrose.

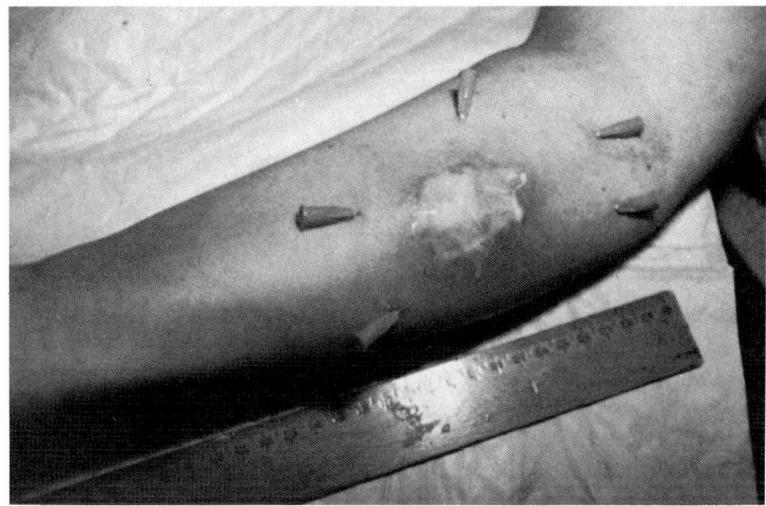

Abb. 2a. Nach erfolgter Unterspritzung und Auftragen des Fibrinklebers

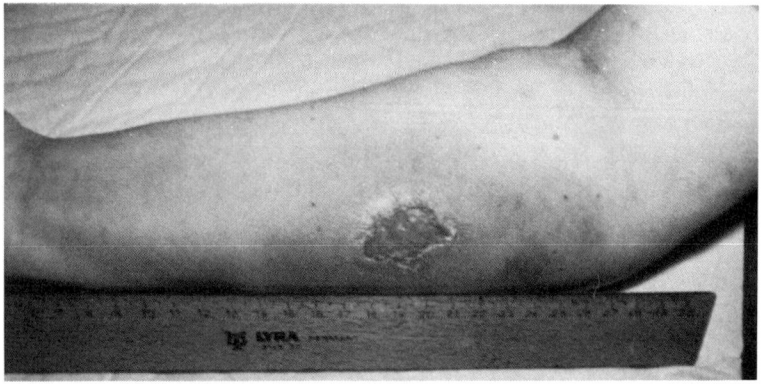

Abb. 2b. Kontrollaufnahme 4 Tage nach durchgeführter Unterspritzung und Behandlung mit Fibrinkleber

Dabei ist darauf hinzuweisen, daß bei dieser schwer kranken Patientin auch weiterhin Adriamycin injiziert werden mußte, was sicherlich jedes Mal eine Verschlimmerung der Nekrose bewirkte.

Abbildung 4a zeigt eine weitere Patientin mit schwerer Ulzeration nach einer Adriamycin-Nekrose.

Abbildung 4b macht den deutlichen Rückgang der Hautnekrose deutlich. Nach 95 Tagen war die Hautnekrose abgeheilt.

Eine andere Patientin (Abb. 5a u. b.) zeigt eine Nekrose an der Hand und im Bereich des Ulnarköpfchens, die nach 115 Tagen zur Abheilung gelangte. Zweifelsohne ist erkennbar, daß es sich meistens um einen langen Weg handelt. Jedoch ist eine

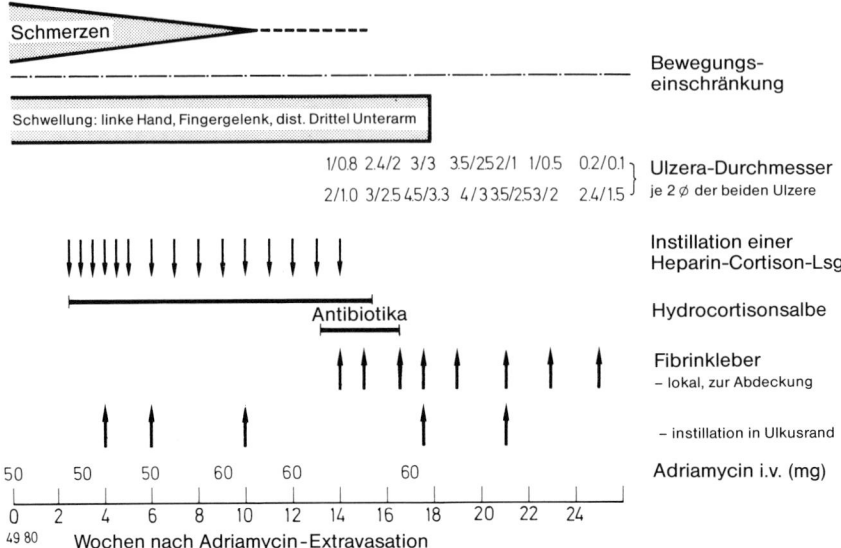

Schmerzen

Bewegungs-
einschränkung

Schwellung: linke Hand, Fingergelenk, dist. Drittel Unterarm

1/0.8 2.4/2 3/3   3.5/2.5 2/1 1/0.5   0.2/0.1 ⎫ Ulzera-Durchmesser
2/1.0 3/2.5 4.5/3.3 4/3 3.5/2.5 3/2   2.4/1.5 ⎭ je 2 ∅ der beiden Ulzere

Instillation einer
Heparin-Cortison-Lsg.

Antibiotika   Hydrocortisonsalbe

Fibrinkleber
– lokal, zur Abdeckung

– instillation in Ulkusrand

50   50   50   60   60   60   Adriamycin i.v. (mg)

0   2   4   6   8   10   12   14   16   18   20   22   24
49 80   Wochen nach Adriamycin-Extravasation

Abb. 3. Verlauf bei einer Patientin, die 20 Tage nach erfolgter Extravasation von Adriamycin zu einer Unterspritzungsbehandlung bereit war. Durch wiederholte Unterspritzung kam es nach 98 Tagen zu einer Hautnekrose. Auf der Darstellung wird die Dauer der Antibiotika-Behandlung und die Häufigkeit des Fibrinklebers vermerkt. Die Abheilung erfolgte erst nach 126 Tagen

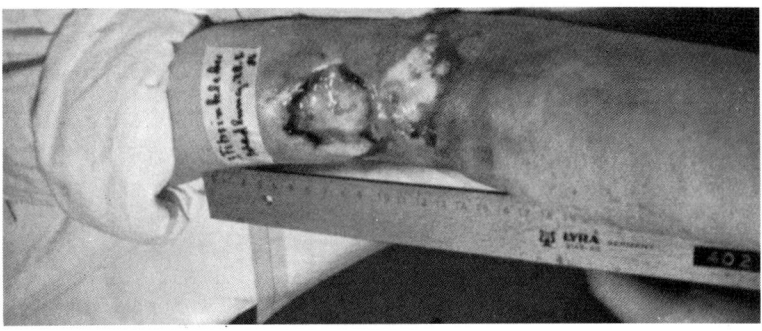

Abb. 4a. Die schweren Ulzerationen bei einer anderen Patientin nach einer Adriamycin-Nekrose. Es wurde bereits Fibrinkleber aufgetragen

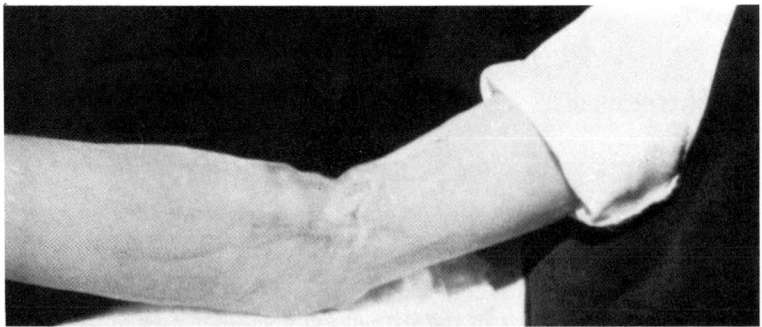

Abb. 4b. Weitgehende Abheilung der Nekrose nach 95 Tagen

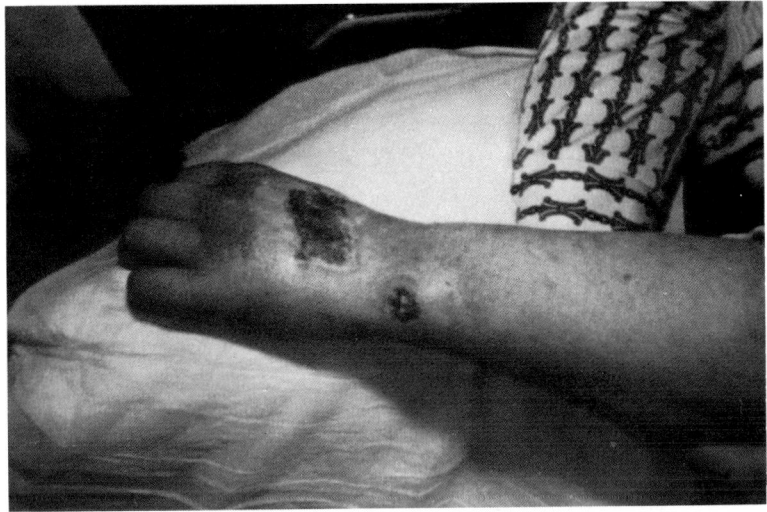

Abb. 5a. Unbehandelte Hautnekrose der Hand und des Handgelenks (Caput ulnae)

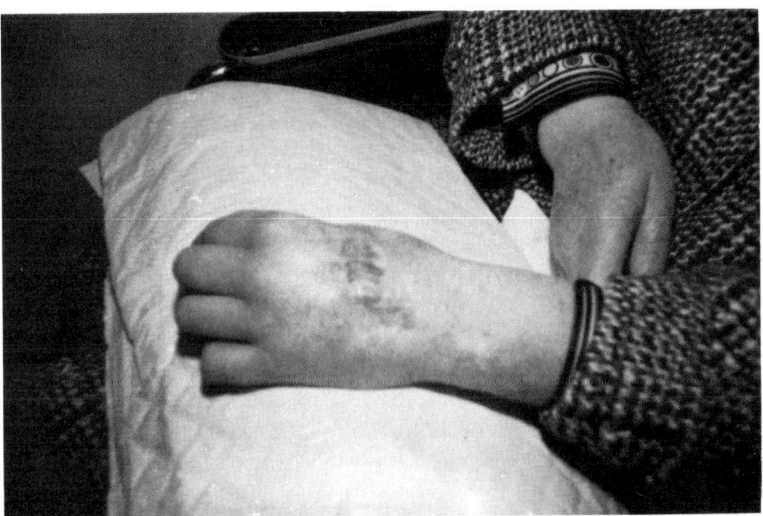

Abb. 5b. Es besteht noch eine flache Mitomycin-Nekrose auf dem Handrücken. Abheilung nach 115 Tagen

ambulante Therapie möglich und da die Patienten prompt schmerzfrei wurden, bestehen keinerlei Probleme in der Langzeitführung.

Tabelle 5 zeigt die bis zum Jahresende 1982 von uns durchgeführten Behandlungen von Zytostatika-Nekrosen; glücklicherweise waren es nur 10. Es muß jedoch darauf hingewiesen werden, daß die Abheilungstendenz unterschiedlich lang war, was auch teilweise von der eingeleiteten Therapie abhängt. Trotz aller Sorgfalt (Tabelle 5)

Tabelle 5. Zusammenfassung der von uns mit dem Fibrinkleber behandelten Zytostatika. Vermerkt wird neben dem auslösenden Medikament die Dauer der Ulzerationen und die Größe der Nekrosen. Außerdem wird vermerkt, ob eine Operation durchgeführt wurde. In der letzten Spalte ist die Dauer der Abheilung von der ersten Behandlung der Zytostatika-Nekrosen bis zur vollständigen Abheilung vermerkt

Name	Alter (i.J.)	Diagnose	Medikament	Extra-vasation Ulzera-tion (in Tagen)	Größe der Nekrosen (in cm)	Opera-tion	Fibrin-kleber-Abhei-lung (in Tagen)
1. B.,A.	77	Mamma-Ca	Adriamycin	23	5×5,3×3	24.3.80	126
2. L.,E.	51	Mamma-Ca	Adriamycin	16	3×3,3×4	–	37
3. N.,A.	68	Mamma-Ca	Mitomycin	77	7×4, 1,5×2	6.6.80	117
4. H.,A.	71	Mamma-Ca	Mitomycin	54	5×4	21.3.80	19
5. H.,W.	55	Mamma-Ca	Adriamycin	98	3,5×2,5	–	95
6. W.,A.	72	Colon-Ca	Vindesin	4	4×2	–	11
7. E.,H.	46	Siebbein-Ca	Vindesin	5	6×4	–	14
8 .B.,A.	57	Kehlkopf-Ca	Vindesin	3	5×3	–	12
9. N.,F.	56	Mamma-Ca	Adriamycin	28	3×2	–	38
10. G.,J.	40	Mamma-Ca	Adriamycin	15	4×2,5	–	61

In: H. Köstering, Onkologie und Blutgerinnung, Schattauer Verlag 1984

kommt es immer wieder einmal zum Auftreten dieser Nekrosen, wobei etliche der hier aufgeführten Patienten zu uns nach Göttingen nach auswärts gesetzter Extravasation von Zytostatika überwiesen wurden.

Seit Jahresende 1982 wurden nur noch 2 weitere Zytostatika-Nekrosen behandlungsbedürftig; Tabelle 6 gibt die Zahl der Extravasation mit 11 an. Daraus folgt, daß es uns gelungen ist, mit einer sofort einsetzenden Unterspritzungstherapie das Auftreten von Zytostatika-Nekrosen weitgehend zu verhindern. Im wesentlichen wurden seit 1983 6 Patienten mit Ulcus cruris, 4 Patienten mit einem Decubital-Ulkus, bei denen eine Operationsindikation nicht bestand, und ein Patient mit einer ausgedehnten, 15 ml fassenden Fistel im Bereich des Os Sarcrums erfolgreich behandelt. Dieser Patient ist querschnittsgelähmt; inzwischen konnte aber eine weitgehende Abheilung dieser Fistel durch die wiederholte Applikation von Fibrinkleber erreicht werden. Bei den meisten Patienten war es zu Nahtdehiszenzen nach durchgeführten Operationen

Tabelle 6. Seit 1983 folgende Fibrinklebungen bei superinfizierten Wunden

Cytostatikanekrosen	n = 2
(Extravasationen)	(n = 11)
Ulcus Cruris	n = 6
Decubital-Ulcus	n = 4
Fistel	n = 1
Sekundärheilung nach:	
Nucleus Pulposus Op.	n = 24
Craniotomie	n = 10
(davon Palakos)	(n = 8)
Appendektomie, Fußrücken	n = 3

gekommen. Das war besonders häufig nach Nucleus pulposus Operationen der Fall, wobei die Wunde oftmals nach 7 bis zu 15 Tagen aufging und sekundär infiziert wurde. Durch das wiederholte Auftragen von Fibrinkleber konnte hier eine Reoperation vermieden werden. Es ist jedoch darauf hinzuweisen, daß bei diesen Patienten auf jeden Fall durch die Gabe von Saliuretika und entsprechende Lagerung für eine bestimmte Zeit der Liquorfluß reduziert bzw. ganz unterbunden wird. 10 Patienten hatten einen Zustand nach Craniotomie, wobei darauf hingewiesen werden muß, daß bei 8 Patienten nach Verschluß der Craniotomiewunde Palakos aufgetragen worden war. Auch bei hämorrhagischen Diathesen war es zu Sekundärheilungen im Bereich der Appendektomienarbe und im Bereich des Fußrückens gekommen, die durch Fibrinkleber verschlossen werden konnten.

Die hier gemachten Beobachtungen zeigen, daß bei superinfizierten, schwer abheilenden Wunden, insbesondere den Zytostatika-Nekrosen die lokale Applikation von Fibrinkleber zu einer kosmetisch vertretbaren Narbenbildung führt und die Zahl der Operationen und abgestoßenen Hauttransplantate deutlich reduziert werden kann. Allerdings sollte unser ganzes Augenmerk darauf gerichtet werden, durch eine entsprechende Prophylaxe Decubital-Ulzera, Ulcera cruris und insbesondere Zytostatika-Nekrosen bei unseren Patienten zu vermeiden. Es muß gefordert werden (Tabelle 7), daß die Zytostatikagabe nur durch erfahrenes Personal, wie es auf dieser Tabelle ausführlich dargestellt wird, durchgeführt wird und alle Sicherheitskautelen eingeführt werden, damit die Extravasation von hochwirksamen Zytostatika bei unseren Patienten vermieden wird. Die Patienten sollten andererseits jedoch darauf hingewiesen werden, daß beim Auftreten von Schmerzen im Injektionsbereich eine sofortige Vorstellung beim Arzt erfolgen muß, damit die sofortige Unterspritzung mit Heparin und Cortison-Präparaten das (Tabelle 8) Auftreten von Zytostatika-Hautnekrosen vermieden wird. Die bisher gemachten Erfahrungen sprechen dafür, daß die Indikation für die Fibrinkleber unverzichtbar ist.

Tabelle 7. Allgemein verbindliche prophylaktische Maßnahmen zur Vermeidung einer paravenösen Injektion

Prophylaxe der paravenösen Injektion
1. Injektionen nur durch erfahrenes Personal
2. Aufklärung der Patienten über Nebenwirkungen
3. Aufforderung sofort Schmerzen oder Beschwerden anzugeben
4. Fixierung der Extremität
5. Vermeidung intravenöser Injektionen
6. Vermeidung langdauernder, unbeaufsichtigter Zytostatikainfusionen
7. Gewebsschädigende Medikamente in den Schlauch einer Infusion spritzen
a) Butterfly-Nadel, weicher kurzer Katheter
b) Zügig Flüssigkeit infundieren und Kontrolle, ob ein Paravasat entsteht
c) Injektionen in den Schlauch bei weitertropfender Infusion
d) Vor Entfernen der Infusion Durchspülung der Vene
8. Medikamente nie gegen Druck spritzen
9. Keine Injektionen distal eines rupturierten oder thrombosierten Gefäßes
10. Nur in große Armvenen, Vermeidung des Handrückens und des volaren Unterarmes

In: H. Köstering, Onkologie und Blutgerinnung, Schattauer Verlag 1984

Tabelle 8. Unser Behandlungsschema nach der Extravasation eines Zytostatikums. Darüber hinaus wird in Form einer Darstellung das tatsächliche Vorgehen erläutert

---

Sofortbehandlung einer Extravasation von Zytostatika

(Durch liegende Kanüle und/oder großflächige Unterspritzung:)
1. Lokalanästhetikum (ohne Vasokonstringens)
2. Heparin-Lösung (7500 IE Liquemin/5 ml physiol. NaCl-Lsg.)
3. Methylprednisolon-21-acetat (Kristallsuspension, 40 mg)
4. evtl. Bikarbonat-Lösung (ca. 5 ml, 8,4%ig)
5. Großflächige Abdeckung mit Eisbeutel (ca. 24 Std.)
6. Einreibungen mit Hydrocortison-Creme (1%ig, 2×/die) Wiederholungen von 1. und 2. bei Wiederauftreten von Schmerz 1., 2. und 3. nach 7 Tagen

---

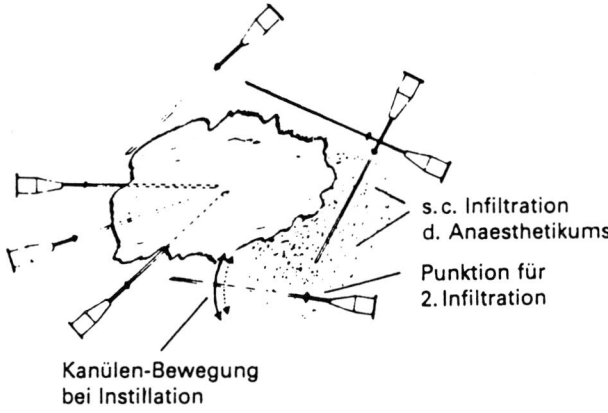

s. c. Infiltration
d. Anaesthetikums

Punktion für
2. Infiltration

Kanülen-Bewegung
bei Instillation

Die Behandlung von Hämangiomen durch Thrombosierung mit Fibrinkleber

A. Krüger

Vorbemerkungen

Die Hämangiome mit überwiegend kapillären Gefäßanteilen obliterieren häufig spontan, solche mit mehr kavernösem Aufbau können sowohl persistieren als auch durch starke zerstörende Wühltätigkeit behandlungsbedürftig werden.

Früher wurde versucht, durch Kompression eine Obliteration zu erzwingen, was nicht gelang [1]. 1918 empfahl Lexer [3] sowohl die vollkommene Excision und die Kauterisierung mit rauchender Salpetersäure als auch die Stichelung des Tumors mit Magnesium nach Payr [4] für die subkutanen Angiome der Schädeldecke und des Gesichtes. Injektionen von chemischen Stoffen (z. B. 70% Alkohol, 12% Chlorzinklösung) führten zur Verschorfung und Nekrose aber auch zu Blutungen und Entzündungen, es wird auch von Verblutungen berichtet. Die Aufbringung von gefrorener Kohlensäure wurde von Sauerbruch [5] durchgeführt. Die in der gleichen Veröffentlichung erwähnte Bestrahlungstherapie gilt heute als obsolet.

Dennecke und Hartert [2] schreiben 1954 in einer Arbeit, in der die Injektion von Thrombin in Gefäße bei einem Fall von „Unstillbarem Nasenbluten" zum Erfolg geführt hat: „Eine Verbesserung der o. g. Technik, nämlich Thrombin-Injektionen in Gefäße, ist möglicherweise durch gleichzeitige Injektion einer fibrinogenhaltigen Lösung mit der Thrombinlösung zu erzielen. Hierdurch ließe sich bei erhöhter Konzentration des Fibrinogens am Ort der Wahl ein apriori wesentlich belastbareres Gerinsel erzeugen.

Verfahren

Ausgehend von dem Gedanken und der Technik der selektiven und superselektiven Embolisation, bei der über Katheter embolisierende Substanzen auch als Operationsvorbereitung in den Gefäßtumor appliziert werden, wurde Tissucol (Fibrinogen und Thrombin) erstmals vor 5 Jahren direkt in den Tumor appliziert.

Bei dem Präparat Tissucol (Fibrinkleber) handelt es sich um humanes Fibrinogen und Thrombin, das im Moment der Injektion aus 2 Spritzen in einem Y-Stück zusammengeführt wird und sich sofort zu einem gelantineartigen Körper vereint.

Im Moment der Injektion verbindet sich das injizierte Tissucol mit dem im Blut vorhandenen Fibrinogen und Thrombin zu einem Thrombus, der die angiomatös erweiterten Gefäßlumen vollständig ausfüllt.

P. R. Zellner (Hrsg.)
Fibrinklebung in der Verbrennungschirurgie – Plastischen Chirurgie
© Springer-Verlag Berlin Heidelberg 1988

Ich verwende hierbei die schnellhärtende Phase von Tissucol. Die Injektion geschieht ohne Lokalanästhetikum jeweils direkt mit einer Nadel in die Kavernen des Hämangioms. Bei Säuglingen und Kleinkindern, sowie bei den Patienten, bei denen eine Operation nicht angestrebt wird, kann die Tissucol-Injektion in 3wöchentlichen Abständen wiederholt werden. Dieses Vorgehen führt zu einer deutlichen, fort-schreitenden Abnahme der Blutfülle der Gefäßtumore, der Bindegewebsanteil nimmt zu und es kommt zur Schrumpfung des Hämangioms. Bei erwachsenen Patien-ten als auch bei Kindern, bei denen eine Operation vorgesehen war, konnte nach Schrumpfung des Tumors die totale Exstirpation problemlos durchgeführt werden.

Es sollten der Injektionsbehandlung jeweils angiographische Darstellungen der Tumore zur Klarstellung des Zu- und Abflusses vorausgehen.

Falldarstellungen

a) 2jähriges Mädchen mit einem großvolumig stark über das Hautniveau erhabenen Hämangiom, das seinen Sitz genau über der Fontanelle hat. Der Tumor hat in den letzten Monaten stark an Volumen zugenommen und blutete. Wegen des starken Pulsierens mußte festgestellt werden, ob der Tumor intrakraniel oder extrakraniel ernährt wurde. Die angiographisch nachweisbare Füllung erfolgte aus der Arteria temporalis beider Seiten (Abb. 1).

Die Tissucol-Injektion führte zu einer erheblichen Abnahme der Blutfülle des Tumors, so daß die totale Exstirpation problemlos vorgenommen werden konnte.

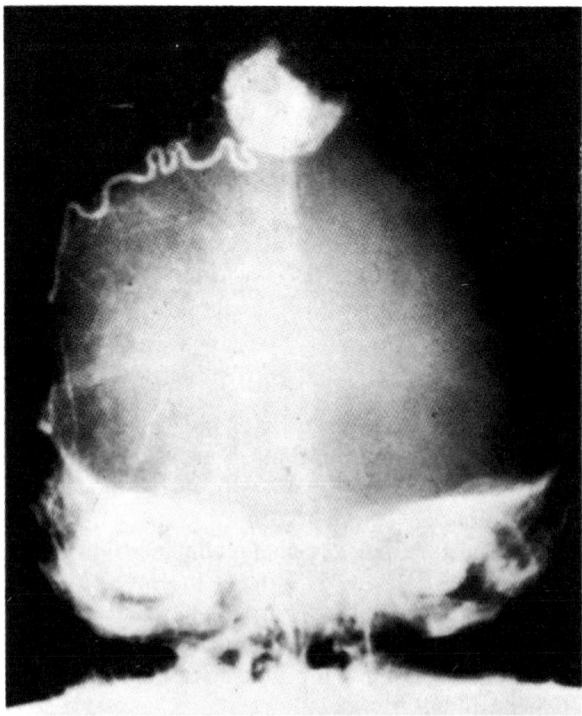

Abb. 1. Angiographie des Häm-angioms über der Fontanelle des 2jährigen Mädchens, gespeist aus der Arteria Temporalis

b) Die erste Injektion von Tissucol in die Kavernen eines Hämangioms erfolgte bei einem 4 Monate alten Säugling im Jahr 1980, dessen Hämangiom der Oberlippe erosidiert war und täglich blutete (Abb. 2).

Bei rapider Hämangiomvergrößerung kam es zum Mitteldefekt der gesamten Oberlippe, das Hämangiom dehnte sich auf den Nasensteg aus und war entzündet. Da das Kind weder gestillt werden, noch die Flasche schmerzfrei trinken konnte, mußte es über eine Sonde ernährt werden.

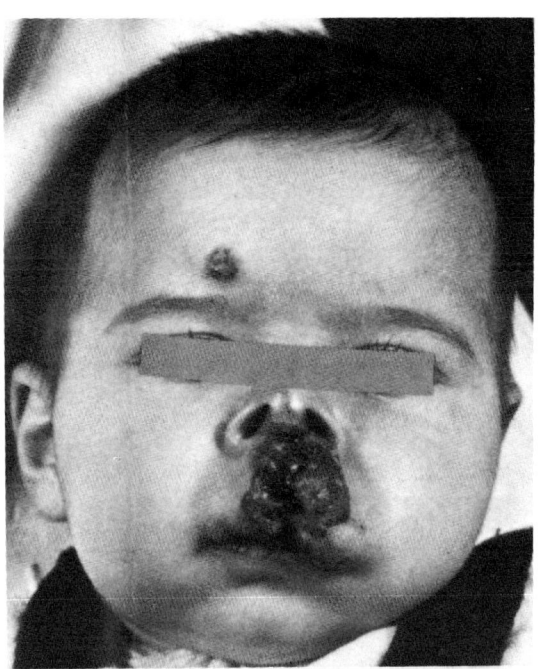

Abb. 2. Sich ausbreitendes, blutendes Hämangiom der Oberlippe eines 4 Monate alten Säuglings

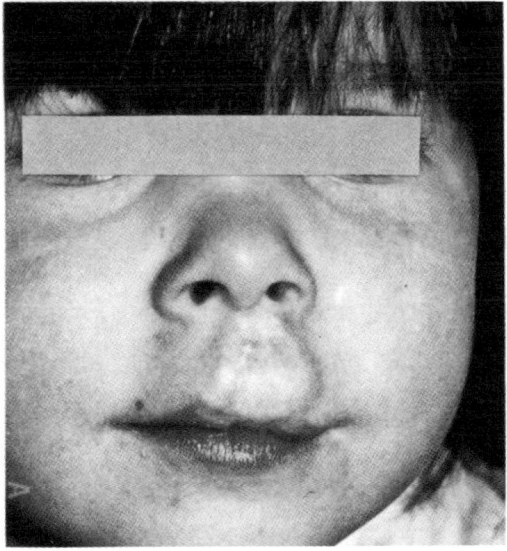

Abb. 3. Narbenzustand an der Oberlippe nach Tissucol-Injektionen. Befund bei dem jetzt 4jährigen Mädchen. Bisher keinerlei Operationen

Die wiederholte Injektion führte zum Stillstand der Blutungen, zum Rückgang der Entzündung und zum Defektverschluß im Oberlippenbereich.

Das Kind ist jetzt 5 Jahre alt und wurde noch nicht operiert. Das Hämangiom ist nicht mehr vorhanden. Später wird eine Oberlippennarbenkorrektur auszuführen sein (Abb. 3).

Histologische Ergebnisse

Abbildung 4 läßt ein weitgehend sklerosiertes und partiell thrombosiertes kavernöses Hämangiom nach wiederholter Fibrinkleber-Injektion mit ausgeprägter Fibrose oder Sklerose erkennen. Stellenweise sind noch kavernöse Gefäßlichtungen zu sehen und zentral ein fibrinoblastenreiches Granulationsgewebe als Ausdruck einer umschriebenen partiell organisierten Thrombose (keine Entzündungszeichen) nachzuweisen. Im histologischen Schnitt (Abb. 5) sieht man Reste eines weitgehend fibrosierten kapillären Hämangioms mit noch vereinzelten angiomatösen Kapillarlichtungen. Es überwiegt die ausgeprägte Fibrose. In den Bindegewebsfärbungen sind die restlichen Gefäßlichtungen nur noch mit Mühe und am Rande erkennbar (keine Entzündungszeichen).

Kryochirurgie

Ein weiterer Aspekt zur Hämangiombehandlung wurde bereits 1921 von Lexer und von Bergemann empfohlen: Die Behandlung mit kryochirurgischen Maßnahmen zur

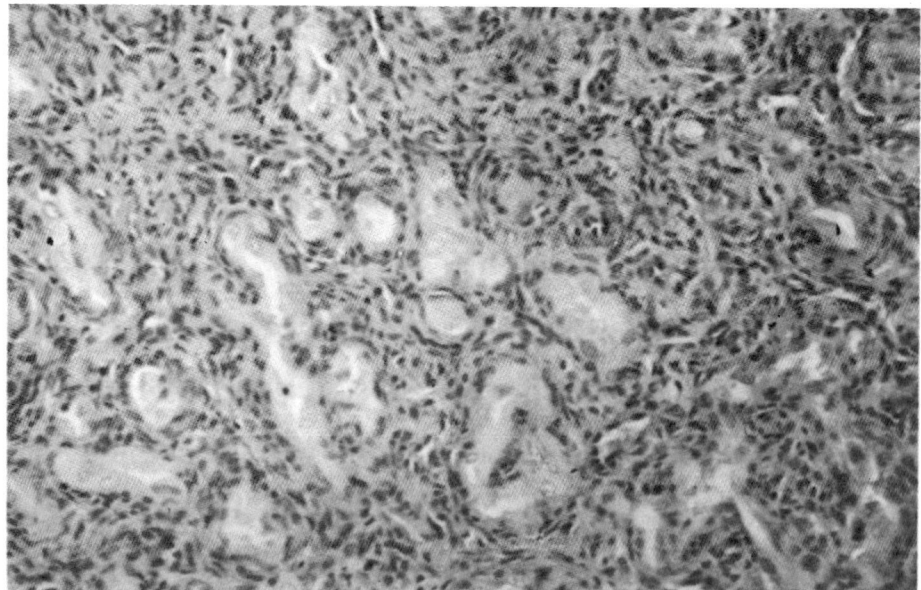

Abb. 4. Weitgehend sklerosiertes und partiell thrombosiertes kavernöses Hämangiom nach wiederholter Fibrinkleber-Injektion mit ausgeprägter Fibrose oder Sklerose

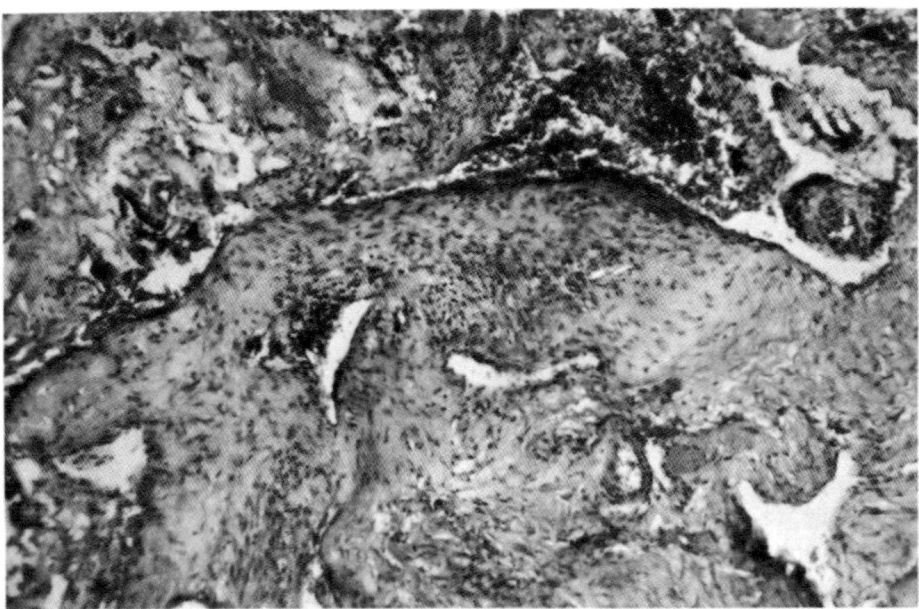

Abb. 5. Weitgehend fibrosiertes kapilläres Hämangiom mit noch vereinzelten angiomatösen Kapillarlichtungen

Gerinnung und Obliteration. Hierzu eignen sich sowohl kleine als auch durch Fibrinkleber verkleinerte Resthämangiome. Die Durchführung der Vereisung geschieht mit flüssigem Stickstoff. Dieser wird auf die Hämangiomoberfläche aufgesprüht. Die Behandlung kann in ambulanten Sitzungen in 3wöchentlichen Abständen wiederholt werden.

In der Kombination beider Behandlungsverfahren sehe ich Vorteile bei den folgenden Befunden:

1. Bei allen nicht primär durch Operation zu behandelnden Hämangiomen wird durch Eindämmung des stark wuchernden Wachstums die Beseitigung der Blutfülle durch Fibrose erreicht sowie in einigen Fällen die Operation erspart.
2. Bei Hämangiomen, die zur Exstirpation anstehen, läßt sich durch Tissucol-Injektionen die vollständige Thrombosierung erzielen, wodurch eine gute, treffsichere Isolierbarkeit und blutarme gewebeschonende Präparation zu erreichen ist. So kann eine vollständige Exstirpation mit Entfernung aller Residuen ausgeführt werden.

Diskussion

Die durch Tissucol-Injektion erreichte Thrombose führt durch Obliteration und Organisation zu einer Schrumpfung der Hämangiome.

Da die Verwendung der schnellhärtenden Phase des Fibrinklebers im Moment der Injektionen gemeinsam mit dem im Blut vorhandenen Thrombin und Fibrinogen zu einem festsitzenden Thrombus wird, ist ein Abwandern des Thrombus, die Gefahr einer Embolie, aus pathophysiologischer Sicht unwahrscheinlich. Sollte bei der Angiographie ein weitlumiger Abfluß nachgewiesen sein, so ist in solchen Fällen die vorherige Unterbindung dieser weiten Gefäße durchführbar.

Bei allen vom Autor thrombosierten Angiomen ist eine solche Maßnahme nicht erforderlich gewesen.

Zusammenfassung

Der selektiven Embolisation folgend wurde versucht, die Therapiemöglichkeiten der Hämangiombehandlung zu verbessern. Die direkte Einspritzung von Tissucol (Fibrinogen und Thrombin) in den Tumor führte, wie an mehreren Beispielen gezeigt wird, zu einer sicheren Operabilität. Die so thrombosierten Tumoren ließen sich in ihrem Wachstum einengen und fibrosieren. Besonders bei Kindern und Säuglingen konnte so ein günstiger Operationstermin abgewartet und in einigen Fällen die Operation unnötig werden. Angiographische und histologische Untersuchungen wurden durchgeführt. Andere Beispiele belegen den Stellenwert der kryochirurgischen Behandlung der Hämangiome.

Literatur

1. Bell J (1826) Principles of surgery von Charles Bell, Vol III. "On the Aneurysma per Anastomosin" veröffentlicht von Frouriep Chirurg Kupfertafeln Weimar
2. Dennecke HJ, Hartert H (1954) Carotis Interna-Verletzungen mit unstillbarem Nasenbluten, geheilt durch intraarterielle Thrombin-Injektionen. Der Chirurg 25, 470–472
3. Lexer E (1918) Die Chirurgie des Gesichtes, Plastische Operationen. Handbuch der praktischen Chirurgie, Bd 1. Chirurgie des Kopfes
4. Payr (1902) Über die Verwendung von Magnesium zur Behandlung von Blutgefäßerkrankungen. Deutsche Zeitschrift für Chirurgie, Bd A 503
5. Sauerbruch (1909) Die Behandlung der Angiome mit gefrorener Kohlensäure. Zentralblatt für Chirurgie, S 1